ルポ がんの時代、心のケア

ルポ

がんの時代、心のケア

上野 玲

Ueno Rei

岩波書店

はじめに

がん細胞が発見される。

その時、患者は驚き、嘆き、恐れ、そして怒りすら感じるかもしれない。どうして私なんだ。なぜ私ががんにならなければいけないのだ。やがて、がん細胞を殺す医療処置がなされる。

しかし、がん治療はそれで終わりではない。むしろ、がん細胞を発見された時から始まることがある。

心のケアだ。

がんは医療技術が進んで、かなりの確率で治癒が可能になってきた。だからといって、がん患者は平穏で過ごしていると思ったら、認識不足も甚だしい。

がんと知った時から、手術を受けた後から、再発の危険性におののきながら、患者の心はうつなどの不調に脅かされていく。この現実を直視しなければ、本当のがん治療は語れない。

がんの時代、と言われて久しい。そして今、がん治療には心のケアが必要だと、医療現場から、患者たちから、叫びが聞こえてくる。その声に耳を傾けながら、現状のがん治療と心のケアはどのような状況にあるのかをルポした。

絶対の解決策はないかもしれない。それでも、多くの医療従事者や福祉関係者、そして家族たちが、心のケアに取り組んでいる。その「事実」を是非、知っていただきたいと思う。がんは身体だけでなく、心も蝕《むしば》む。

本書が、がん治療の新しい展開に寄与できれば幸いである。

ルポ　がんの時代、心のケア

目次

第1章

精神腫瘍医の仕事

一九一二年。イギリスの豪華客船、タイタニック号は、大西洋を航行する処女航海で氷山に激突。死者一五〇〇名以上を出す、史上最大の海難事故に見舞われる。いわゆる「タイタニックの悲劇」である。後に何度も書籍化、映画化され、死を前にした人びとがどのように生き残るために闘ったかが、今も伝えられている。

タイタニック号が事故に遭遇した時、助けを求めて人びとは、混乱の坩堝《るつぼ》にあった。我先にと救助ボートへ乗り込もうにも、人数が多すぎて円滑に誘導ができない。客船内は騒然とした雰囲気に包まれていた。

誰もが必死だった。自分さえ助かればいい。そう思った人も少なからずいたことだろう。もしかしたら死ぬかもしれない。その恐怖に、人びとは理性を失いかけていた。

そんな時、ある紳士がごった返す客船ホールで、バイオリンを弾き始める。静かに、そして優しいその音色は、恐怖におののいていた人たちに、不思議な安心感を与えた。

なぜ、その紳士がバイオリンを弾いたのかは、わからない。もしかしたら、その紳士は助からずに死んでしまったかもしれない。それでも、極限状態にある中で紳士がとった行動は、いつまでも心に残り、生き残った人たちの口から、語り継がれた。

埼玉医科大学国際医療センターの大西秀樹教授（写真）は、子どもの頃、その話を本で読んで、幼いながらも感銘を受けた。

死を前にして、人間は理性を取り戻すことができるのだろうか。苦難の状況にある人びとにどのような援助を行えばよいのだろうか。

その問いが、やがて医学部に進み、精神科医となっても、心に留まっていた。

精神腫瘍医とは

現在、大西教授は、がん患者の精神的なケアを行う「精神腫瘍医」である。

精神腫瘍医。あまり馴染みのない肩書きだが、今後のうつ治療では重要な意味を持っている精神腫瘍学《サイコオンコロジー》を実践している医師のことだ。

精神腫瘍学とは何か。

がんは、今でこそ治療法が進歩して、治癒も可能になっているが、それでもまだ、「死に至る病」というイメージが強い。そのため、がん細胞が発見されたり、手術を受けたり、あるいは再発しないかと懸念したりしていると、どうしても心に負荷がかかり、精神的なダメージを受ける。

おおよその数字だが、がんになった患者の四割程度は、何かしら精神的ケアが必要になる、とも言われている。

その精神領域のケアを行うのが、精神腫瘍学であり、精神腫瘍医の仕事だ。

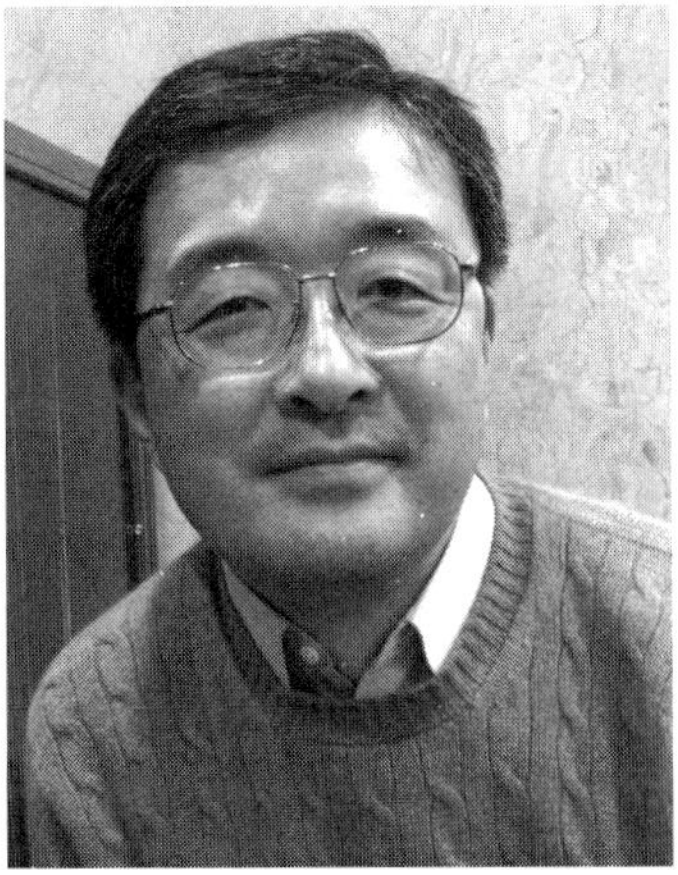

大西秀樹教授
(埼玉医科大学国際医療センター)

がんにも精神的ケアが不可欠という考えは、一九七〇年代にアメリカで始まった。日本でも一九八〇年代には、精神腫瘍学会が立ち上げられた。

精神的なダメージといっても、多いのは次に挙げる三つの症状に大別される。

▼適応障害

雅子皇太子妃の症状として、すっかり人口

に膾炙《かいしゃ》した症状だが、がんになったことによって生じる、不安や抑うつ状態など、日常生活に支障をきたす、ストレス性の反応を指す。

がんは青天の霹靂《へきれき》のように、患者の人生に影響を及ぼす。まるで降ってわいたごとく、仕事や家庭、そして経済的な問題が生じる。それまで無縁だと思っていた様々な障害のために、人生設計を書き換えねばならないことも少なくない。

そうしたストレスに耐えかねて、不安感が募り、動悸や胸部苦悶感(胸が苦しくてつらい)などの症状が出現する。さらには、憂うつ感や興味・関心の減退など、軽いうつと同じ症状を示す場合もある。

▼うつ

適応障害がより深刻になった状態。一般的なうつ状態と同じように、憂うつ感、イライラ感、不安感がない交ぜになって心を占め、居ても立ってもいられない心理状況に陥る。

また、体調面でも不調が現れ、食欲の減退、頭痛、胃腸系の障害など、がんによるものではないにもかかわらず、体調がすぐれない。

ところが、アメリカのがん専門病院で調査した結果によると、患者が軽度のうつを発症していても、担当医がそのことに気づかない事例が、六一パーセントに達しており、重いうつに関しても、四九パーセントの割合で、担当医はうつであることを認識していなかった(明智龍男『がんとこころのケア』NHKブックス)。その結果、詳しくは後述するが、がん治療全体の遅滞を招くことも懸念されている。

▼せん妄

がんや治療に伴う身体症状に起因して生じる脳の機能低下によって、意識混濁や妄想・幻覚などが生じることがある。これをせん妄という。

せん妄が重症化すると、ベッドからの転落事故や合併症の増加、死亡率の上昇などを誘因するので、看病する家族や治療にあたる医療従事者にとっても困難を極める。特に人格まで変わるようなせん妄状態の患者を前にして、家族の心労は大きい。

その他にも様々な精神的支障はあるが、国立がんセンター(中央病院・東病院)で一九九七年から九九年に精神腫瘍医が診察した結果、一七二一名の患者の内、適応障害は三四パーセント、うつは一四パーセント、せん妄は一七パーセントに達していた。

この数字からも、がんと精神的な障害は切っても切り離せない関係にあることがわかる。特に適応障害を軽度のうつに含めたとすれば、うつの罹患率は五〇パーセント近くにもなり、がんとうつを両方治療することの必要性が理解できると思う。

WHO（世界保健機関）が日本国内で調査した結果でも、がん患者のうつ罹患率は、全人口の五パーセントに達すると言われる健常者のうつに比べて二倍にも及ぶことがわかった。それはつまり、うつ治療とがん治療を並行して行うことの必要性を示している。

がん患者の心のケアはなぜ大切か

では、実際に精神腫瘍医は、がん患者の精神的なケアをどのように行っているのか。国立がんセンター中央病院の精神腫瘍医である、清水研医師（写真）の活動を通して、その様子をみてみよう。

六〇〇床ある国立がんセンター中央病院で、実際に精神腫瘍医の診察を受けているのは、全体の三パーセント、二〇名ほどいる（二〇〇九年三月現在）。外来も行っているが、数は少なく、ほとんど入院患者が対象だ。

意外にも数が少ないと感じたが、それについて清水医師は次のように理由を説明する。

「がんになったのだから、憂うつになるのは当たり前、と考えている患者さんが多いようです。そのため、精神的なケアを受ける人はそんなに多くない。また、がんは高齢者が多いため、精神科の敷居が高い、ということも影響しているでしょう。若い人ですと、気軽に精神科を受診して、抵抗感も少ないですが、高齢者には、まだまだ精神科にかかるのは世間体が悪いといった先入観があるようです」（清水医師）

ここにがん治療とは別に、うつ治療の難しさが潜んでいる。がんにはなったが、うつは関係ない。つらさを感じつつも、うつを認めない患者が多くいるのが現実だ。うつに対する先入観（偏見と言ってもいいかもしれない）によって、苦しまなくてもいいがん患者が、苦痛を我慢しているのは、残念なことだ。

清水医師もうつ治療をしないデメリットは数々あると憂慮している。

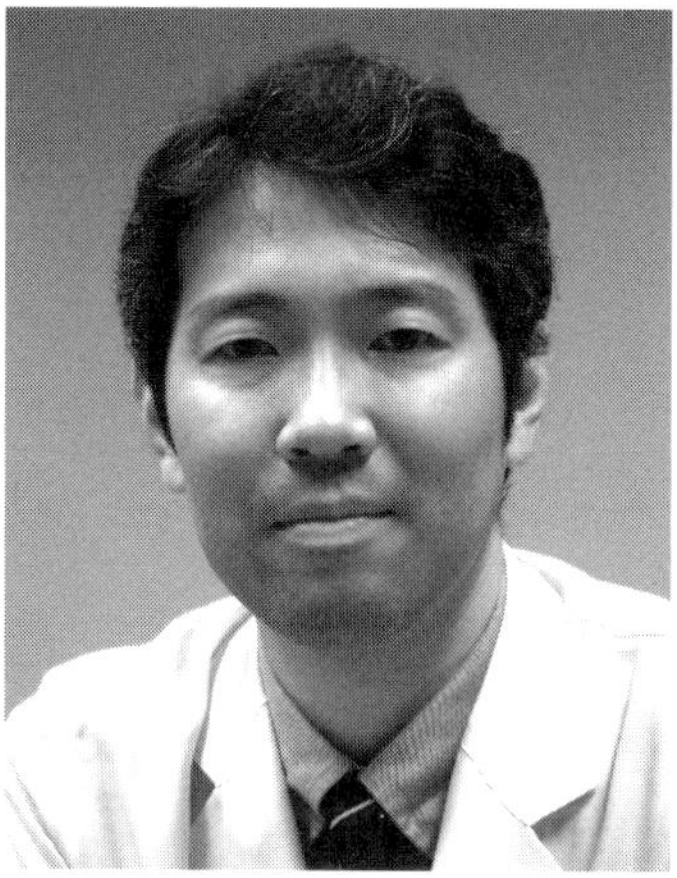

清水研医師
（国立がんセンター中央病院精神腫瘍医）

「がん患者でうつになった人の死亡率は、うつにならなかったがん患者の二倍近くにもなります。その中でも、進行がん、告知から一年以内の患者さんにうつになる人が多いことがわかっています。また、うつになると、全般的なＱＯＬ《クオリティ・オブ・ライフ》（生活の質）が低下するので、活動が鈍くなり、痛みを強く感じるようになってしまう。痛いからう

つになり、うつだからますます痛くなる、という負のスパイラルも見受けられます」（清水医師）

さらに、うつになると何事に対しても悪いほうにばかり考えが向く、マイナス思考になりがち。「どうせ死ぬのだから」と短絡的に病状をとらえて、治療意欲を失ってしまう。また、がんの化学療法には、ある程度の体力が必要だが、うつでぐったりしていると、担当医が化学療法に耐えられないと判断して、治療が中断されてしまうことも起きる。

経済面でも、入院が長期化する傾向にあり、患者や家族の負担が増える。病院も長期入院は入院加算が減額になるので、医療経済的に不採算になり、いいことはひとつもない。

「結局、我慢してしまう患者さんが大多数だということが、うつ治療の進まない根幹にある。もっと精神腫瘍医のケアを受けられるように、うつに対するハードルを社会的に下げていく必要があるでしょうね」（清水医師）

がん患者のうつ治療の現状

がん患者におけるうつ治療では、症状に応じて抗うつ薬などの投与も行われるが、やはりカウンセリングに力点が置かれている。

通常の精神科外来では、五分間診療と揶揄《やゆ》されるように、まともなカウンセリングを精神科医から受けられないのが現状だが、がん患者の場合は、「じっくり話を聞いて、共感することで、患者さん自身、気持ちの整理をつけられる」(清水医師)といった面があるので、症状によってはベッドサイドまで精神腫瘍医が出向いて、毎週一回、一時間以上も話を聞き続けることすらまれではない。それはなにより、うつを放置しておくと、ますます病状が悪化することが懸念されるがん患者においては、いわば危機的状況下にあると考えられているからだ。

うつの原因が痛みにある時は、積極的に疼痛緩和ケアが進められる。通常は緩和ケア医が処置をするが、埼玉医科大学の大西教授のように、精神腫瘍医自らが、モルヒネなど疼痛治療薬を投与する場合もある。

このような取り組みによって、一般的なうつ治療に比べれば、寛解《かんかい》(抑うつ的な気持ちが上向いて、日常生活に支障が少なくなる状態)にまで達するのは、時間的にも早く、割合も多い。「ただし、進行がんの場合は、うつが続くケースもあります。やはり、身体的な支障の進行(歩けない、食べられないなど)や新たながん細胞の転移などが繰り返し起こり、最終的には抗がん剤治療ができない状況に至るといった厳しい病状をたどるなかで、将来を悲観する患者さんが多いせいでしょうか。ですので、進行がんの患者さんの場合は、お亡くなりになるまで介入が必要となるケースもしばしばあります。

一方、中には精神腫瘍医が介入することで、残された時間を充実して生きたいと考えられる患者さんもいらっしゃいます。このような患者さんたちから、限られた人生を大切に生きなければいけないことを、むしろ我々が教えてもらっています」(清水医師)

単純にがんとうつの治療と言っても、患者の状態によって、多角的な取り組みをしていかなければならないのだ。

そのためにも、精神腫瘍医だけがうつ治療に参加していればいいことにはならない。がん患者のうつ治療はチーム医療が望ましいと清水医師は強調する。

チーム医療とは、主治医、精神腫瘍医(精神科医)、緩和ケア医、看護師、心理士、薬剤師などに加えて、ソーシャルワーカーなども参加して、がんそのものの治療を進める一方で、心のケアも同時に行う体制を意味している。

現在、がん診療拠点病院は、全国で三五〇カ所あるが、設置基準として緩和ケアチームが条件づけられている。

だが、精神科医の数は、全国で一万人ほどしかいない。その中で現実的に精神腫瘍医として活動している医師は、精神腫瘍学会に属している医師（精神科医や内科医など）約六〇〇名に対して、二〇〇名に達するかどうかというあまりにも絶対数が少ないお寒い状況だ。がん診療拠点病院の設置基準を満たすためには、精神科医の存在が必要条件だが、それも実際は非常勤であったり、名目だけであったりという病院が少なからずある。事実、国立がんセンター中央病院ですら、精神科医は清水医師と非常勤の医師の二名のみ。他のがんセンターでは、常勤の精神科医が一人もいない、といったところもある。

政府は二〇〇七年に「がん対策基本法」を施行した。その一六条では、次のような規定をしている。

「国及び地方公共団体は、がん患者の状況に応じて疼痛等の緩和を目的とする医療が早期から適切に行われるようにすること、（中略）医療従事者に対するがん患者の療養生活の質の維持向上に関する研修の機会を確保することその他のがん患者の療養生活の質の維持向上のために必要な施策を講ずるものとする」

つまり、明記はされていないものの、がん治療にも心のケア、特にうつ対策が必要だと、がん対策基本法でも考えられているのだ。

この法律を受けて、同年には「がん対策推進基本計画」を閣議決定。すべての医師が五年以内に精神科領域を含めた緩和ケア技術を習得するための予算を設けた。二〇〇九年度予算では、二億五〇〇〇万円が計上されている。都道府県と政令指定都市の四七カ所で、二日間にわたり、計一二時間の研修を行っており、「二〇〇八年度の研修者数は約三〇〇〇人。研修を受けることで、心のケアについて、ゲートキーパー的な技術を習得して、今まで見過ごされていた部分をフォローできるようにすることが目標です」と、厚生労働省のがん対策推進室では話しているが、研修の成果がどこまで実際の医療現場で発揮されるのかは、未知数だ。

そもそも、付け焼き刃的に精神科領域の研修をしたからといって、がん患者の大変デリケートな心のケアを担えるのか、という疑問がある。うつ治療で最近、問題になっているが、抗うつ薬だけ処方していれば治療とみなす、といった安易な考えでは、がん患者のうつは改善されないからだ。

その上、この研修は義務ではなく、あくまで努力目標。強制力はない。果たして、どこまで政府が本腰を入れているのか、研修以外に予算の使い道はないのかなど、いささか納得がいかないのが、偽らざる実感だ。

名古屋市立大学医学部の明智龍男准教授（写真）も、全国的な緩和ケアチームの体制完備には、まだまだ時間がかかると考えている。

「なにしろ、精神科医と心理士の数が絶対的に少なすぎます。それに、緩和ケアチームには、診療報酬に緩和診療加算が患者さん一人あたり一日一チームに三〇〇点(一点一〇円)つきますが、これはどうにかスタッフの給料が出る程度でしかない。それも入院患者のみが対象で、外来患者には適用されない、といった縛りがあります。病院の経営者にしてみれば、あまり嬉しいことではありませんね。

今後は、緩和ケアチームがある、というだけでは駄目でしょう。質が問われる時代になっていきます。どれだけ緩和ケアチームが機能しているか。形ばかりの緩和ケアチームでは、本当の意味でがん患者のうつはケアできないと思って間違いありません」(明智准教授)

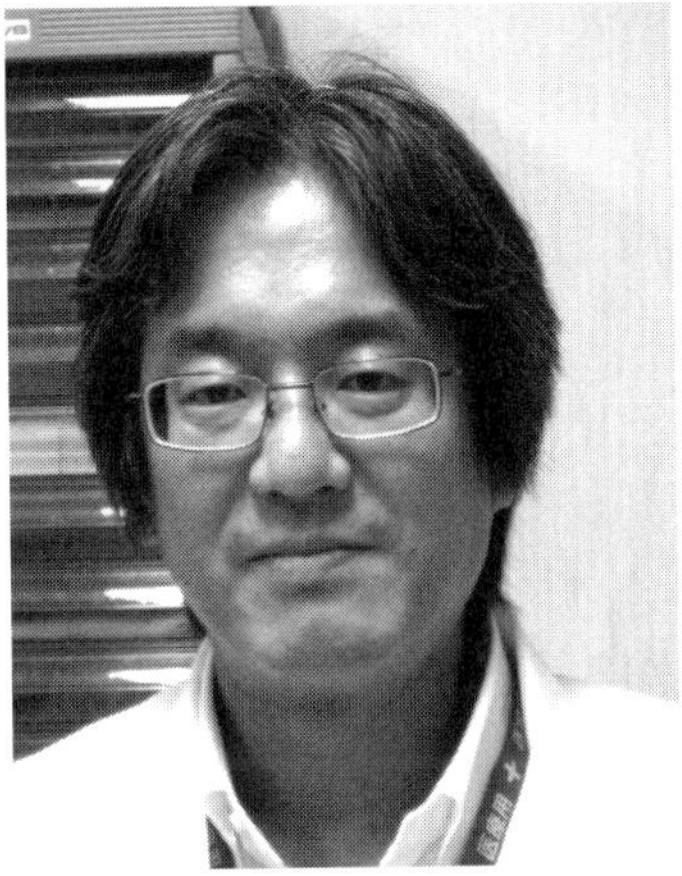

明智龍男准教授
(名古屋市立大学医学部)

新しい方向性

苛酷な状況下にあるのは確かだが、それでも精神腫瘍医たちは、手をこまねいているだけではない。そのひとつの現れが、登録医制度の創設だろう。

登録医制度とは、各学会が設けている専門医や認定医とは違う。専門医、認定医が、いわば肩書きだけで実態が伴わない場合が多いのに対して、登録医は、精神腫瘍学会の推薦を受けた精神腫瘍医（精神科医・心療内科医）を、病院ごとに、ホームページで氏名、臨床に携わる意志表明を行って公表するというもの（実施時期はまだ数年先）。

「患者さんが精神的なケアを受けたいと思ったら、どこの病院に行けば精神腫瘍医にかかることができるのかを、一目瞭然にしたいと思っています。こうした患者さん本位の医療体制を少しずつですが、築き上げて、がん治療にも精神的なケアを取り込んでいきたいと考えています」（明智准教授）

このような考え方には、患者と医師という、治療される側とする側のヒエラルキーは感じられない。患者と医師が綿密なコミュニケーションをとりながら、うつ、そしてがんに立ち向かっていく姿が透視される。

そうしたがん治療こそが、今後、患者の望むべき方向性ではないだろうか。

「精神腫瘍医の仕事は、生きるとは何か、死ぬとは何か、その両方を考えることではないでしょうか」

そう言う埼玉医科大学の大西教授は、精神腫瘍医になって、様々な人生に立ち会ってきた。どれひとつとして、同じ人生はない。それぞれに悩みがあり、喜びがあり、そして、がんが治って健康を取り戻す人もいれば、惜しくもがんが進行して亡くなる人もいる。

その人たちを陰で支える役割が精神腫瘍医だと、大西教授は説く。

「喩《たと》えて言えば、歌舞伎の黒子ですよ。表舞台に出てはいけない。けれど、裏でしっかり舞台を支えなければいけない。私たちが介入することで、うつなどの精神的な支障が取れて、とても気が楽になったと褒《ほ》められることがありますが、それは別に私たちが優れているからではない。主治医を中心にして、様々な人が患者さんのためにそれぞれの仕事をしっかりとしたからに他ならないのです。私たちが、前に出て胸を張っていたのではプロではない。つかず、離れず。患者さんとのちょうどいい距離感を保ちながら、じっと見守るのが、精神腫瘍医であり、これからのがん治療に必要なことだと思います」(大西教授)

精神腫瘍医の絶対数が少ないことも、大西教授は決して悲観していない。

外科や内科が専門であっても、患者と接している中で、「何か、変だ」と精神腫瘍医に橋渡ししてくれる。そんな意識を多くの医師が持っていければいいだけのことだと思うからだ。実際、最近の医学生は精神腫瘍学に関心が高い。やがて、その医学生たちが医療現場でがん患者を前にした時、「何か、変だ」と気づくことに、大西教授は期待している。

大西教授に、数多い患者の中で、最も忘れられない人はどんな人だったかと質問してみた。大西教授は、少し考えた末、こんな話をしてくれた。

「六十代の、胃がんを患われていた女性の患者さんがいました。その人はがんが進行していて、もはや手のほどこしようがなかった。ところが、その女性から、看病をしているご主人が、気落ちして心配だから、診察してくれないかと頼まれましてね。やはり奥さんがこのまま亡くなるのを前に、ご主人はうつ状態になりかけていた。早速、ご主人に適切な治療をしたのですが、そのことを聞いて、本当に喜んでくれた。あのタイタニック号で、バイオリンを弾いた紳士の話を思い出しました」（大西教授）

死を前にして、騒ぎ立てることなく、穏やかに伴侶の心配をする女性。精神腫瘍医は、そんな人たちを見守りながら、がんと心について、絶えず考え続ける。

バイオリンを静かに弾くように。

第2章

こころと身体は一体――患者は訴える

グループ療法の効果

弾けるような笑い声に包まれていた。

都内のありふれたオフィスビル。八畳ほどの広さがある部屋には、ゆったりとしたソファが並んでいる。窓からは初夏の日差しがまぶしい。

くつろいだ雰囲気で談笑しているのは、六十代から七十代の男性ばかり五名。まるで趣味の集まりのようにも見えるが、実は全員が前立腺がんの治療中だ。

「腰椎《ようつい》に転移しているので、放射線が使えないんですよ」

「ピンポイントは無理ですよね」

「ええ。ただね、リンパには転移していないようなので、まずは安心ですけど」

話の内容は、すべて自分のがん治療に関することや悩みなどだ。それぞれ、熱心にメモを取りながら、医師も顔負けになるくらい、専門的な情報が飛び交う。

「アクティブ（能動的、主体的）な患者になろう」というスローガンを掲げて、NPO法人「ジャパン・ウェルネス」が設立されたのは、二〇〇一年の五月。一九八二年にアメリカのサンタモニカで設立され、以来、現在までに、全米二〇支部、世界二五拠点で活動しているがん患者を支援する会の日本支部である。

プログラム・ディレクターの大井賢一さんは、活動の意味には三つの要素があると話す。「治療法が進んでいる今も、やはりがんには死という恐怖感がつきまとっています。そのため、希望を喪失したり、がんに振り回されて自分の人生を歩めなくなって、主体性が欠如してしまうこともあります。また、自分だけが不幸な境遇に陥ってしまったのではないかという孤独感も強い。この三つを同じがんと闘う者同士が集うことで慰め合い、有意な情報交換をすることで、積極的な治療姿勢を作っていくことが、この会の目的です」

こうしたグループ療法は、二段階形式を採っている。まずは短期サポートグループと名付けられている会合がある。年齢、性別、がんの部位に関係なく、八名ほどのがん患者が集まり、毎週一回九〇分間を単位に、心理士や看護師、ソーシャルワーカーなどが「ファシリテーター（会話の推進役）」となって、二カ月間で六回、行われる。最初の一～二回目は自己紹介をするので精一杯だが、三回目以降はフリーディスカッションを行い、次第に参加者は打ち解け始め、話も弾んでくる。

「一回目と最後の六回目では、まるで別人のように、参加される方に笑顔が見えてきます。フリーディスカッションでは、家族との関係や死に対する考えなど、かなり重い内容が話題になることもありますが、それまで誰にも言えなかった悩みを口に出して吐き出すことによって、安心感が生まれることで、明るさを取り戻すようです」(大井さん)

その後は、がんの部位ごと(乳がんから消化器まで全部で六つ。その他、子宮、卵巣など女性に特化したものや膀胱、腎臓など男女関係なく行われるものもある)の会、平日は仕事で参加できない人のために土曜日に開催する会など、専門分化されたコースを選べるようになっている。それぞれの参加者は一回につき、六~八名。冒頭の集まりは、前立腺がんのグループ療法にかなり慣れて、すっかり顔見知りになっている人たちなので、笑い声さえ出る余裕があったのだ。

現在、会員は一四七三名(二〇〇九年五月現在)で、男女比は男性四に女性六と、女性の比率が高い。年齢層は十代から八十代までと幅広いが、中心になるのは、やはりがん年齢と言われる五十代から六十代になる。

運営費は会費（一人年間五〇〇〇円）と寄付に頼っており、決して潤沢ではない。そのため、月に二回、千葉の柏に出張サポートを行っている他は、東京の本部で開催される会合だけに留まっている。それでも、東京近郊ばかりでなく、大阪や長野、九州からも参加してくる人がいる。

「病院で行うグループ療法と違って、医師や看護師に気兼ねなく思うことを話せるのが、この会のメリットです。よく話題に出るのですが、がんとどのように向き合っていけばいいのかわからないで戸惑っている患者さんはたくさんいます。できれば、もっとこうした会が全国的に広がって欲しいですね」（大井さん）

東海大学医学部の保坂隆教授が発表したグループ療法の研究（「がん患者のためのグループ療法のファシリテーター養成講座の実際と意義」二〇〇八年）でも、「乳がん患者にグループ療法を行った結果、抑うつ・活気のなさ・疲労・混乱・および緊張・情緒不安定などほとんどすべての項目で有意な改善がみられる」と報告されている。

がんに負けないという信念

しかし、グループ療法を受けているのは、がん患者全体からすれば、ごく限られた人たちに過ぎない。グループ療法を受けている人も、会合が終われば、必然的に一人でがんと闘わなければならなくなる。人によって、がんに対する考え方や治療をしながら暮らしていく生き方も違ってくる。また、がんの種類や転移の有無、性別などによっても、がんが心に及ぼす影響は異なっている。

恩田利郎さん（六七歳・仮名）は、定年退職した翌年、六一歳の時に、前立腺がんが発覚した。医師は前立腺のみならず、膀胱まで切除する手術を提案したが、恩田さんは納得がいかなかった。

「もし、手術をしても、余命は六カ月がせいぜいだと言われて、ショックでした。それなら、手術以外でできることはなんでもやってやろう、絶対死ぬものかと思ったのです」（恩田さん）

放送大学でがんについて必死になって勉強しながら、少しでもがんに効果がある治療法を求めて、転院を続けた。放射線治療を三〇回も受けた。サプリメントが効果ありと聞けば、早速、試してみた。一回二〇万円と高額の免疫療法（白血球の数を増やして、がん細胞を殺す）さえ、生き続けるために、一〇回行った。

「免疫療法は、不思議に痛みがなくなるのですが、二日もすると、座るだけで座骨が痛

くて、座っていられなくなる。これには参りましたね」(恩田さん)
最後に恩田さんがたどり着いたのは、患部を九〇度の電磁波で焼く「温熱療法」だった。この療法が効を奏したようで、今では元気に歩いて旅行に行ったりする、活動的な毎日を過ごせるようになった。余命六カ月のはずが、いつのまにか、六年もの歳月が過ぎている。
それでもがん告知を受けた時のショックは忘れられないと言う。
「元気だったのに、なぜ、死ななければならないのか。その理不尽さから、落ち込んだのは事実です。でも、ここで負けてなるものか、絶対、生きてやる。がんに負けないことが生き甲斐になって、今までやってきました。私の場合、下手に精神科でくよくよ悩みを言っても、しょうがないと思っていた。安心感は、精神科的な治療ではなく、がんそのものを殺すことでしか得られない」(恩田さん)
絶対、がんでは死なない。その信念が恩田さんを支えてきた。確かに、がんという問題の本質がなくならない限り、精神科医が介入しても、患者の悩みは解決しないだろう。その意味で、恩田さんは、自分の力で、心のバランスを保ってきたとも言える。
中原洋右さん(五六歳・仮名)が肺がんの告知を受けたのは、新しい広告会社を立ち上げて間もない頃だった。五四歳の時だ。

「当時、会社を三つも経営していました。変な咳《せき》が出るので、検査をしたら、肺に小さな影が映っている。ヘビースモーカーだったので、そのせいかと思いますが、最初は大丈夫だろうと油断していました。ところが、精密検査でCTを撮ったら、あっさりがん告知ですよ。正直言って、その時は告知のショックより、新しい会社がまだ経営的な軌道に乗っていないし、借金もある。社員の給料をどうしようかと、自分の体より、仕事のほうばかり気になりましたね」(中原さん)

すぐに左肺の上葉を摘出。リンパへの転移を防ぐために、一部リンパ腺の削除も行った。痛みはまったくなかったのだが、それからほどなくして、右の肺に転移が発見される。

「この時はさすがにショックでした。転移したらもうおしまいだと言われていますから、いよいよ自分の命もこれまでかと暗澹《あんたん》たる気持ちになりました」(中原さん)

抗がん剤治療が始まった。ところが、非常に稀なケースながら、中原さんの体が薬を受け付けない。不適応を起こし、副作用に苦しめられた。頭から火が出るような痛みを感じる、また、便意を覚えるのでトイレに行っても便が出ない。一時は血圧が急激に低下して、危篤に近いくらい危うかった。

「でも、がんなんだから、これくらい当然なのだろうと、ナースコールをするのはためらわれました。最初に告知された時、看護師から煙草を吸っていたからがんになって当然、といった冷たい言葉を浴びせられたのが頭にあったせいでしょうね。それくらい、患者は医師や看護師の一言に左右されやすい。薬の不適応は、すぐ別の抗がん剤に切り替えましたが、幸い、新しい薬は効いたようで、症状も落ち着いて、退院できました。放射線治療を受けて、今は一応、治療終了になっています。三カ月に一回、検査をするだけです」(中原さん)

死の一歩手前まで行ったが、もともとの生命力が強かったのだろう。がんを克服したばかりでなく、中原さんは仕事に復帰して、忙しい毎日を過ごしている。

潑剌《はつらつ》とした今の様子からは想像できないが、治療中は精神的な重荷に悩んだと中原さんは振り返る。

入院している時は、四人部屋で、全員ががん患者。中には副作用で髪の毛がまったくなくなってしまっている人もいた。体力のある人は手術を受けられるが、もはやその選択すらできない人も同室にいて、患者間の格差で、同じ病室の人間関係がつらかった。こうした心理は、実際に患者として入院しなければわからないことだろう。

「患者は弱い存在です。一日に何百回もがんのことを考える。精神科医でなくてもいいから、悩みや不満を話せる医療環境が必要だとつくづく思います。私はがんより会社が倒産することのプレッシャーの方が大きかったので、かえってがんに負けていられないと思えたのではないでしょうか。もし、それがなかったら、がんに負けていたかもしれない。当然、うつにもなりますよ。もっと、医師にしろ、看護師にしろ、患者の心を大切に考えて欲しいですね」(中原さん)

がんなんだから精神的につらいのは当たり前。すぐナースコールしたら、看護師から嫌な顔をされるのではないかと遠慮してしまう。そして心のつらさはどんどん、がんの痛みとともに、患者の心に蓄積されていく。

中原さんは、自分の体験から、つらかったら、どんどんナースコールしたらいいとアドバイスする。病気になったら、わがままでいい。それくらいの腹づもりでいないと、がんのつらさは乗り越えられない。

治療と心のケアは並行して

「告知の時から、精神科的なケアは絶対必要です」

そう話す長谷川亮子さん(五六歳・仮名)は、治療中の患者がいかに精神的に不安定になるかを体験した。

　長谷川さんが乳がんの告知を受けたのは、五一歳の時だ。軽い気持ちでマンモグラフィの検査をしたところ、がん細胞が発見された。乳がんの場合、乳房を全部摘出してしまう方法と、患部の一部を切除して、乳房は残す方法の二通りがある。幸い、長谷川さんは、乳房を残す形で手術を行えた。告知の時は、まさか自分ががんになっていたとは思っていなかったので、思わず血の気がひいて、看護師に支えられて立っているのがやっとだった。それくらい、動揺が大きかったと言う。それでも、ＯＬとして働いている仕事のことが気になって、入院してからも「火事場の馬鹿力」（長谷川さん）を発揮して、なんとか無事に手術を成功させた。

　つらかったのは、手術後、放射線治療や抗がん剤治療を行うため、自宅療養していた時だ。ずっとネガティブな考えにとらわれて、自宅から一歩も外に出られない、引きこもりになってしまった。医師はそんな心の不調まで、気にかけてはくれない。まるで人の体を機械のように、がん細胞を切って捨てればそれで終わり、といった対応しかしてくれなかった。本当は、がんだけでなく、心も同時にダメージを受けていたのに。

「今はがん治療の影響で、更年期障害になってしまったため、女性ホルモンの注射を受けているのですが、そこの医師から、精神的に参っているようだから、精神科を受診してみてはどうかと薦《すす》められました。抗がん剤治療をしている時は、ほとんど毎日、家で寝たきりのまま、カーテンも閉じ切り、布団の中で天井を見つめて、まるで廃人のようでした。いわば社会性を失いかけていたと思います。それくらい、がんの余波で、明らかにうつに陥っていましたね。もし、精神科で治療を受けていなかったら、今頃、どうなっていたかと考えると、恐ろしいくらいです」(長谷川さん)

今もがん治療と並行して、精神科にも三週間に一回、通っている。そのおかげで、仕事にも復帰できて、がんになる前と同じように働けるようになった。

「それでも、不安はまだあります。どこかに痛みがあると、転移という言葉が頭をよぎります。告知から手術までは結構、患者は忙しいものです。休んでいる間の仕事をどうするとか、手術に向けての検査など、やることがたくさんある。だから、気が紛れて、落ち込むことも少ないのかもしれませんが、抗がん剤治療の段階になると、いろいろ考える時間ができる。すると、とても気丈にしてはいられない。だからこそ、がんの治療と精神的なケアは同時に行うようなシステムが必要だと思います」(長谷川さん)

がんはまた、人生の希望を失わせるきっかけにもなる。そんな時、精神的なケアは非常に大切だ。

大淀遥さん(四三歳・仮名)は、八年前に卵巣がんで卵巣を摘出した。大淀さんは結婚後、ずっと子宝に恵まれず、不妊治療を続けていた。その過程で、がんが発見されたのだ。

「卵巣をひとつ失いましたが、まだもうひとつある、というのが心の支えになっていました。どうしても子どもが欲しかったからです。お医者さんも体外受精ですぐ出産して、その後、残りの卵巣も取りましょうと言っていました。けれども、手術して二週間後に転移が見つかってしまいました。結局、二回目の手術で、残りの卵巣と子宮、さらにリンパ腺にも転移があったので、それらをすべて摘出しなくてはならなくなりました」(大淀さん)

子どもをもつ希望はもはや失われてしまった。それどころか、自分の命さえ危ない。リンパ腺の転移は全身のどこに発生してもおかしくないからだ。大淀さんは精神的に追い込まれた。病室で、カーテンを閉じたまま、一〇日間も泣き通す日々が続いた。錯乱状態にも陥り、睡眠薬を飲まないと眠れなくなっていた。

退院後も、大淀さんには家事という労働が待っている。それをなんとかこなしていたが、ご飯は砂を噛《か》むような味しかしない。気がつけば、電車に乗り、何時間もシートに座って、ぼんやりしていた。

明らかにうつだと自分でも思ったが、友達に電話して鬱憤《うっぷん》を晴らすしか、気持ちをなぐさめる方法が見つからなかった。

三カ月後、追加治療が始まった。大淀さんは、主治医と執刀医をつかまえて、「どうしてこれ以上、治療する必要があるんですか」と涙ながらに詰め寄った。それくらい、子どもを産めなくなったつらさは、耐え難いものだったのだ。

そんなある日、気づいたら、空港に立っていた。

「富士の樹海に行って死のうと思ったからです。そのためには、富士山に行かなくちゃと思ったのでしょうね。飛行機でどこまで乗れば樹海に行けるのか、それすら知らなかったのに」(大淀さん)

がんのつらさに加えて、うつのつらさにも耐えかね、精神科を受診した。精神科医がゆっくり時間をかけて、大淀さんのつらい思いを聞いてくれた。そのおかげで、立ち直るきっかけができたと大淀さんは言う。

精神科で治療を受け始めて、四カ月目くらいから、食べるものがおいしいと感じられるようになってきた。今も精神科には通院している。

「若い夫婦が赤ちゃんを連れているのを見ると、思わず目を背けてしまいます。がんは

切ったらおしまいじゃない。失ったものを癒すケアが絶対、必要です」（大淀さん）
女性の場合、大淀さんのように、子どもが産めなくなることは、男性には理解できないくらい、自分の存在理由を見失うような痛みを心に抱く。
相楽桂さん（三〇歳・仮名）は、二八歳の時、卵巣がんが発見されて、結局、卵巣、子宮、そして転移が見られた直腸部分、リンパ腺を摘出した。
「子どもが産めなくなることを知った時は泣きましたが、手術の準備など、忙しくしていると、まだ気持ちをしっかり持っていられました。でも、手術が終わり、抗がん剤治療に入ってからは、自己否定の気持ちが強くなり、過去の嫌なことばかり考えて、落ち込んでしまった。同居している彼がいるのですが、その彼につらさを吐き出すことで、なんとか耐えることができました。がんの治療で卵巣を取るのはしかたなかったかもしれませんが、心情的に主治医を信用できなくなってしまい、心のつらさは何も言っていません。だって、最初は良性で子どもが産めると言っていたのに、検査したら悪性だとわかり、結果的に子どもを産めない体にされてしまった。だから、主治医に心を開けなくなってしまったのだと思います」（相楽さん）
入院していた時、精神的につらくなると、同じ病院にあった緩和ケア病棟で、看護師につらさを訴えたりもした。だが、看護師は話を聞くだけで、心の支えにはならなかった。看護師も相楽さんのつらさを和らげる言葉が見つからなかったのだろう。何か、期待を裏切られた気がして、ますます落ち込みが激しくなった。

卵巣を取ってしまったため、退院後、まだ若いのに更年期障害が始まってしまった。主治医は、ホルモン注射がかえってがんの症状を悪化させる危険性があると反対したが、あまりにも大きい心のつらさに耐えられなくなったので、心のケアだけでなく、こっそりホルモン注射をしてもらうため、心療内科に通っている。

「子どもが産めない女なんて、もう女じゃないのではないか、と思うこともしばしばあります。ＯＬの仕事には復帰して、体の調子も戻りかけていますが、むしろ心のつらさは体と反比例して強くなる。それに対して、がんの治療をしてくれた病院は何もフォローをしてくれません。がんは体だけを蝕むのではない。心も傷つき、病むのです」（相楽さん）

話しながら、時折、涙が出て、ハンカチで目頭を押さえていた。

セルフケアの必要性

「がんよりうつのほうがつらい」と漏らすのは、滝田進さん（六三歳・仮名）の看病をしている妻の善江さん(五八歳・仮名)だ。

まだ進さんが会社員だった五五歳の時に、食道がんが見つかり手術したが、翌年、肺と脳に転移。抗がん剤治療を続けていたが、五年後には胃にも転移する。さらにその二年後、肝臓がんと診断され、今は治療の施しようもなく、自宅でじっと時間が過ぎるのを待っている。

「最初のがんを手術した時は、仕事に復帰するつもりでいたようですが、次々と転移が見つかり、重度のうつになってしまいました。自己中心的で、子どもみたいなわがままを言います。入院していた時も、食事の時間を守れなかったり、検査を素直に受けなかったりなど、苦労させられました。特に肝臓にまで転移していると告知された時は、ショックが大きかったようで、落ち込み方も激しかったですね。今は自宅で外出もしたくない、誰とも話したくない、ただじっとテレビを見ているだけの生活です」(善江さん)

がん治療をした病院に精神腫瘍医がいたので頼りにしたが、ただ薬を出すだけ。期待はずれだった。むしろ、外科医のほうが、体だけでなく精神面まで配慮してくれたので、話をしていて安心できたようだ。

「余命が六カ月と宣告されています。一度、私が留守から帰ってきたら、包丁を手にしていたことがありました。あれも自殺未遂というのかもしれません。この苦しみがわかるかと叫ぶこともあります。がんで明日、死ぬのは怖くない。それよりうつで毎日、生きていかなければいけないほうがつらいと嘆いています。家族もどうしたらいいかわからず、もっと告知の時から医療従事者側が精神的なケア、それも自分でうつに対処していくようなセルフケアの必要性を本人に伝えてくれたなら、こんなことにならなかったのにと、悔やまれてなりません」(善江さん)

進さんのがんは進行するばかりだ。だが、がんには痛みを取るなどそれなりの対処法がある。今、進さんに必要なのは、精神的なケアに違いない。それなのに、病院は何もしてくれない。善江さんは地域のがん患者会でボランティアをしているが、患者会でも精神的なケアをもっと重視する必要性があると訴えている。

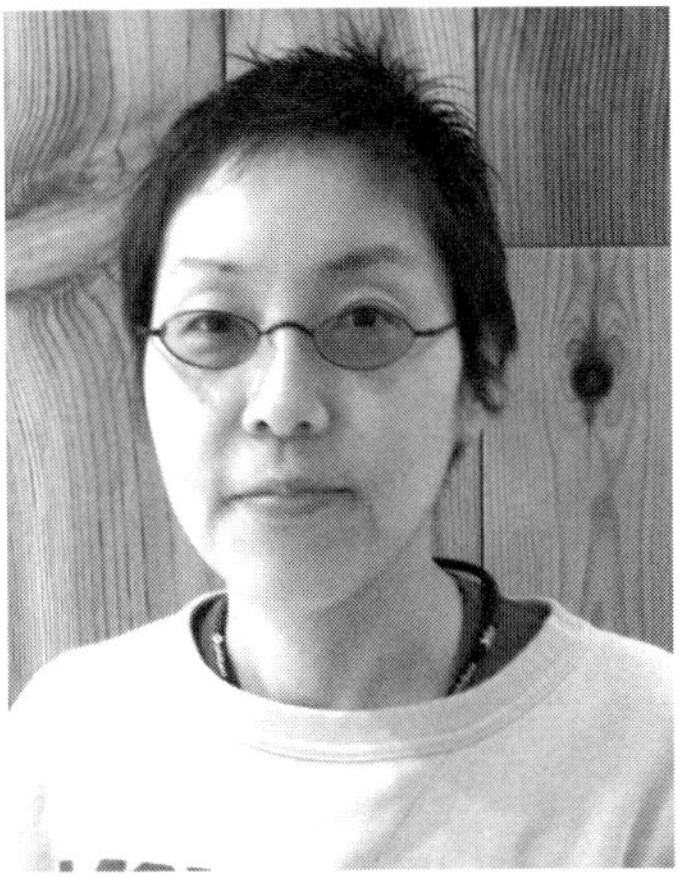
桜井なおみさん
(NPO法人「HOPEプロジェクト」理事長)

がん患者のQOL(生活の質)を高め、がんでも社会参加できることを促す活動をしているNPO法人「HOPEプロジェクト」理事長の桜井なおみさん(四二歳、写真)

は、「体と心は一体」と、がん治療にも精神的なケアの必要性を強調する。

桜井さん自身も三七歳で乳がんになり、右側の乳房を全摘出した。手術後、病院で初めて、入浴が許された時、浴室で鏡に映った自分の体を見て、思わず目を背けてしまった。動揺した。そして、悲しかった。このつらさを誰もわかってくれない。疎外感が強くなり、生きていく希望を失いかけた。

そんな経験があるので、なおさら、がん治療には精神的ケアが必要だと実感を込めて主張しているのだ。

「がんによる喪失感、無常感は大きい。自我が揺らぐと表現してもいいかもしれません。がんになったのだから、うつになって当然、と患者は耐えてしまいがち。また、医療体制も入院時は看護師さんなどがケアしてくれますが、退院したら、自分しか自分を守れない。医療のケアがまったく期待できないのが実情です。もっとソーシャルワーカーや心理士など、コメディカルな人たちが、システム的にがん患者の精神面をサポートする必要があります。

そのためには、がんは手術すれば終わり、といった間違った社会的理解も正していく必要がある。がんは切ってからが大変なんです。がん細胞がなくなっても、心は痛み続ける。

その事実をもっと知ってもらいたいですね」(桜井さん)

どれだけ先進的な技術が取り入れられても、医学は万能ではない。様々ながん患者の事例を取り上げてきたが、心のケアはまだ不十分と言わざるを得ないだろう。医療従事者側も努力している。しかし、患者が被《こうむ》る心の傷を、現状の精神医療では、完全に癒すことはできない。

それだけに、今後、ますますがんとうつの問題は、直視すべき課題に違いない。

それには病院という狭い枠組みを越えて、社会的な視野でとらえていく必要がある。その意味で、「ジャパン・ウェルネス」のような患者同士が心の連帯を作れる活動への資金的、福祉政策的な行政の支援も不可欠になってくるはずだ。

がん患者の心には、まだまだ医療や社会の灯りが届かない暗闇が広がっている。

第3章

がん専門看護師という生き方

それはナイフのように鋭い言葉だった。

「死にたくない。殺さないで」

前園由岐さん（二七歳・仮名）が看護師になって三年半ほど過ぎた時に担当した、五十代の女性患者の声は震えていた。医師からがんの告知を受け、余命半年を告げられた後、病室に帰ってから、背を向けたまま、前園さんに心のつらさを吐露したのだ。

「私は何も言えませんでした。どうしてこの人は死んでしまうのだろう。私たちはこの人に何をしてあげられるのだろう。そんなことばかり考えていました」（前園さん）

やっと看護師の仕事にも慣れ、少し自信がついてきた前園さんの心は大きく揺らいだ。がん患者の多くは、医師の前では遠慮していた心のつらさを看護師にぶつけてくる。それだけ、医師よりも看護師と接している時間が長いからだ。

何か心の休まるようなアドバイスをしたら良かったのではないか。いや、いくら気休めを言われても、がんという冷徹な事実を前に、かえって患者の心は乱れるのではないか。前園さんは、じっと横たわり、他者を拒絶するように背を向けている女性患者を眺めながら、自問自答を繰り返すしかなかった。

「この患者さんから、私はがん患者とどう接したらいいか、考える機会を与えてもらえました。単にルーティーンの看護をしているだけでは駄目だ、患者さんの病状や、家族背景、経済状態まで考えなくてはいけないと痛感したからです。看護師は患者さんだけでなく、家族とも接点があります。患者さん本人は疼痛治療だけすれば充分で、すでに死期を覚悟していても、家族は積極的な治療を望んで納得していないかもしれない。あるいは、先端医療を施《ほどこ》せば治療効果が期待できるが、経済的に無理な場合もあります。患者さん、家族、そして主治医の間にたって、調整役をすることを求められる。それだけに、もっと広い視野を持った看護師にならなければいけない。理想論かもしれませんが、一〇〇人がん患者さんがいれば、一〇〇通りの看護が必要だとつくづく感じています」(前園さん)

看護師にとって、がん患者の看護は他の疾患に比べても難しいと言われる。特に死期が迫っている患者は、死の不安から不眠やうつになりやすい。自分の死後、残される家族に対する思いも人それぞれだ。そうした心の葛藤を、患者は看護師にぶつけてくる。前園さんの病院でも、そのプレッシャーに耐えきれず、若い看護師がうつで休職している。

専門看護師と認定看護師

がん患者に看護師は何ができるか。

社団法人日本看護協会では、患者に対する質の高い看護を実践するため、「専門看護師」や「認定看護師」の資格を設けている。

一九九四年にまず「専門看護師制度」が発足。当初はがんと精神の二分野だけだったが、現在は小児や慢性疾患、老人など、九分野に分かれている。二〇〇九年二月現在で専門看護師の数は全国で三〇二名(がん専門看護師は一二八名)。

翌九五年には「認定看護師制度」もスタートした。分野は一九と幅広く、やはり二〇〇九年二月現在で四四三八名(がん関連では疼痛三九五名、化学療法四一六名、緩和ケア七五四名、乳がん一〇六名、そして二〇一〇年度から放射線療法が加わる)が、専門性を活かした看護を各地の病院で行っている。

「専門看護師」になるには、看護系大学院二年間の課程を終了した後、看護師経験五年以上（内、半年間は専門領域の看護経験）が必要だ。高い専門性を備えている「専門看護師」は、病院内の一般看護師をコーディネートする役割を担っている。具体的には、一般看護師では治療面で対処に困る場合、医師との調整や、看護師への指示など、医師と看護師の中間的な存在と考えればいいだろう。

「認定看護師」は、半年六百時間以上の認定看護師教育を受けた者で、看護師経験五年以上（内、専門分野で三年以上の勤務実績）が資格条件。

専門分野ごとに、一般看護師の指示・支援の他、医師と連携して、専門性の高い看護を実施することが期待されている。

京都大学医学部附属病院（京都市左京区）で「がん専門看護師」として働いている井沢知子さん（三六歳、写真）は、変わった経歴の持ち主だ。

もともと看護師だったのだが、乳がん患者に満足のいく看護が出来なかったことで、挫折感を味わい、一旦、看護師を退職する。

「まるで患者さんをベルトコンベアーの上で作業する機械みたいに扱う看護の仕方に疑問を感じて、違う世界を見てみたくなったからです」（井沢さん）

その後、同志社大学文学部で英文学を学んだ。専攻は戯曲。アーサー・ミラーの『セールスマンの死』を卒論に選ぶなどして、視野を広げた。
しかし、看護師という職業に対する思いは断ち切れず、「もう一回、看護師として、患者さんを全人的に看護できるようになりたい」と、看護系大学院を経て、看護職に戻り、「がん専門看護師」として四年目を迎えた。現在、がん看護全般のコーディネーターとして、病院内を忙しく走り回る日々が続いている。
「がん患者さんのお話を聞くと、告知の時はパニックになって、本当に頭の中が真っ白になるそうです。そして半月遅れくらいで、うつ症状に悩まされる。その後、入院して外科手術などを受けるわけですが、入院期間は不安感を抱いていても、手術や検査が忙しくて憂うつになる暇もない。やがて退院するのですが、その後にまたうつがやってくる。うつ、入院、うつというサイクルで心の不調を訴える患者さんが多いですね」(井沢さん)
がんを自覚すれば、必然的に死を想起しない人はいないだろう。いくら治癒可能ながん

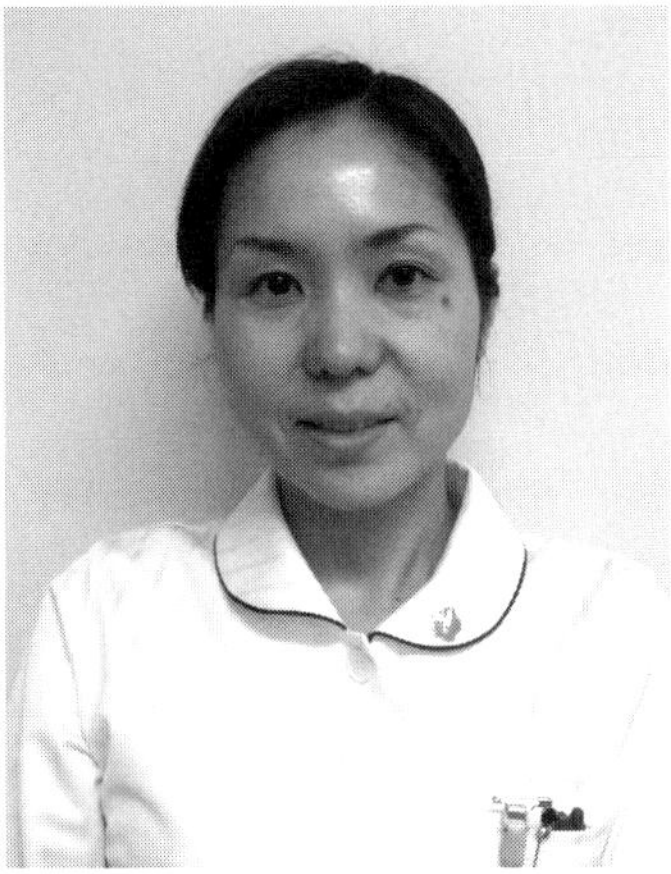

井沢知子がん専門看護師
(京都大学医学部附属病院)

であっても、転移や再発の不安感はつきまとう。また、がんになったことで、家庭内や社会的な地位が変化することに戸惑う患者も少なくない。

井沢さんは、うつ症状があれば、精神科への橋渡しを積極的に行っている。もっとも、高齢者などはなかなか精神科を受診したがらないので、根気よく説得する必要がある。

「うつ症状に陥った患者さんは、自分を責める気持ちが強くなります。がんになって申し訳ないとか、日頃の不摂生のせいでがんになったのだから、自分が悪いと、必要以上に自分を責める。それに対して、患者さんのせいではないのですよ、と声かけをして、うつを重症化させない努力をしています。うつは早めの対応をしなければ悪くなるので、看護師が常に心の状態を把握して、適切な対応をすることが大切です」(井沢さん)

井沢さんは、がん患者と看護師は、長距離ランナーとそのトレーナーのように、一緒に走り続ける関係だと考える。体の痛みは疼痛治療である程度、改善が見られる。だが、心の痛みは、看護師が寄り添って、患者のつらさに耳を傾けることがなにより大切だからだ。人手不足のため、看護師はどこの病院でも恒常的に忙しい。ともすれば、点滴の交換だけで、まともに話をする時間すらない場合もある。

「それではいけないと思います。いくら忙しくても、患者さんを見守っていますよ、という姿勢を看護師は持ち続けてほしい。また、そのことを患者さんに伝えて、いつでも看護師は味方なのだと、患者さんに思ってもらわなければなりません。患者さんにとって必要なのは、一緒に悩んでくれる人です。答えは見つからないかもしれない。でも、看護師が一緒に悩み、つらさを少しでもわかろうとすることが、がん患者さんの看護では基本になるのではないでしょうか」(井沢さん)

そのために、「がん専門看護師」は、一般の看護師たちを励ます役割も果たさなければならない。患者は、時としてがんという病気を恐れ、そのいらだちから看護師に暴言を吐くこともある。そのため、経験年数が少ない若い看護師は、泣き出してしまうことすらある。そうした若い看護師たちの受け皿となって、愚痴を聞いてあげ、また新たな気持ちで看護ができるようなムードメーカー的存在として振る舞う。

「本当に今の医療現場は、看護師にとって時間的にも人員的にも余裕がありません。だからといって、手抜きをしていいわけではない。つらいと騒ぐ患者さんはまだわかりやすいほうです。むしろ、難しいのは、じっと黙ったまま、つらさを我慢している患者さん。ともすれば、見過ごされてしまいがちですが、そういう患者さんの心にも目を向けていく。そうした看護師一人ひとりの意識が、専門性を培《つちか》い、がん患者さんにとって、いい看護が

できると思っています」（井沢さん）

一度は挫折感を抱き、看護の世界から飛び出して、外の世界を見てきた井沢さんだけに、看護師という職業にとどまらない、説得力がある。

同じ人間として

松澤由加里さん（三五歳、写真）は、日本バプテスト病院（京都市左京区）の「がん緩和ケア認定看護師」だ。緩和ケアという専門性から、末期がんの患者が対象になる。それだけ、患者の心に気を配らなければいけない仕事だ。

「患者さんは、うつで不安感が強まったり、孤独感にさいなまれたりする方が多い。それを緩和するには、薬だけでは十分ではありません。私たち看護師がすべきことは、患者さんと向きあって、ひたすら話を聞くこと。そばにいてあげること。患者さんは一人で闘っているのではないと思っていただくこと。九九パーセント治らない患者さんにも、一パーセントの希望を持ってもらえたら、と願うことが大切なのだと思います」（松澤さん）

また、「がん緩和認定看護師」という専門性を持っていることで、患者から治療について質問を受けることもある。患者は、医師から説明を受けても、冷静に判断できる状態の人ばかりではない。医師が説明している間はまるで上の空で、はっきりと治療方針や病状を把握しきれていない患者もたくさんいる。そうした患者が、病室に戻ってきてから、改めて自分の病状を知りたい時、頼りになるのが「認定看護師」だ。

医師は看護師同様、時間的余裕がほとんどない。インフォームド・コンセント（説明と同意）が基本になっている現在ですら、専門用語を並べて、患者の理解などお構いなしに説明をして終わり、という医師も中にはいる。その不足部分を補って、患者の不安感を少しでも和らげる努力を松澤さんは続けている。

「看護師は医師より患者に近い存在です。その分、患者さんのつらさをじかに受け止めるクッションになる覚悟もいる。罵声や暴言、時には叩かれることすらあります。でも、それは患者さんが、死を前にしてどうしようもないいらだちに苦しんでいるから。看護師は、いくら理不尽な扱いをされても、耐えるのが仕事なのです。

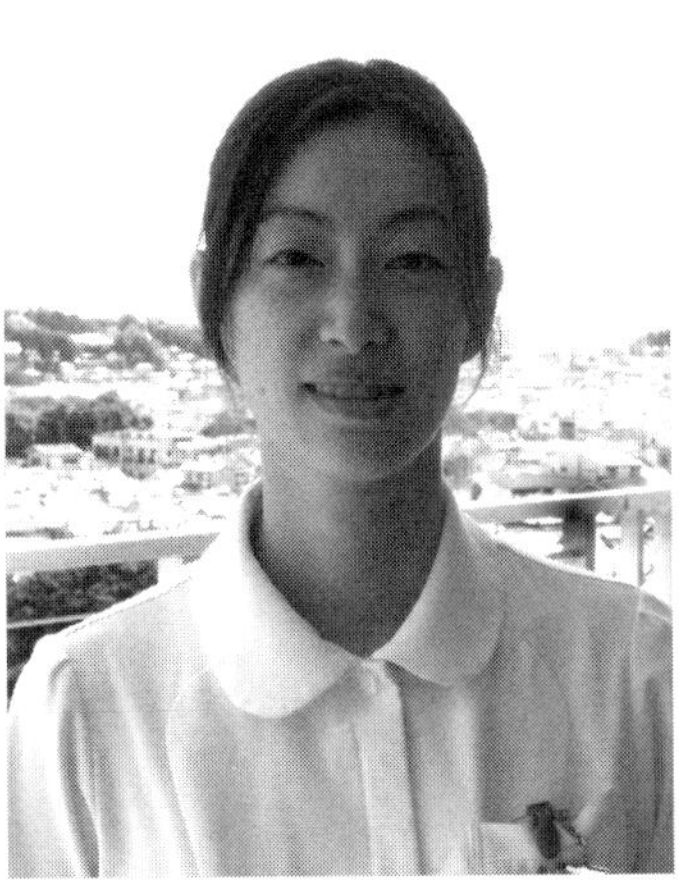
松澤由加里がん緩和ケア認定看護師
（日本バプテスト病院）

ただ、痛みが激しい場合、鎮静といって、薬で痛みを緩和する処置をしますが、これを行うと意識が朦朧《もうろう》として、会話もできなくなってしまうケースがほとんどです。そうした患者さんを見ていると、痛みは取れて楽になったかもしれないけれど、ＱＯＬ（生活の質）自体は低下してしまったのではないかと、無力感に襲われることがありますね」（松澤さん）

不可抗力とはいえ、看護師の限界を感じることも多いと、松澤さんは漏らす。あまりに自分の心が疲れ果てて、一カ月、休みを取り、ぼんやりと過ごした経験もあったという。

それでも、患者の笑顔や、自分の手がしびれるくらい長時間、痛みの部分をマッサージした後、感謝の言葉を受け取ると、この仕事をしていて良かったと感じられる。

「『ありがとう』この言葉が、本当に看護師にとっては、やり甲斐になります。鎮静処置をして、意識がほとんどない患者さんが、声にならないけれど、唇の動きでありがとうと言ってくれた時は、ここで看護師が負けてはいけないのだと、気が引き締まる思いと、看護師になって良かったという思いが交差しました。それがなければ、きっと、看護師は続けていけないでしょうね」（松澤さん）

患者の中には何も言わないで、じっと死を待っている人もいる。それでも、松澤さんは、ベッドのそばにいて、黙って患者を見守っている。

「がん患者さんには、積極的に看護師が働きかける看護も大切ですが、静かに患者さんの生き様を見守る静観の姿勢も必要だと思います。二律背反的ですが、押しつけで世話をするのではなく、あくまでも患者さんが主体となって、患者さんにとって何が一番、望みなのかを考えることが、看護師には求められているように思えてなりません」(松澤さん)

ある六十代の男性は、松澤さんにこんなことを言ったそうだ。医師は、がんの部位など、病巣しか見ない。でも、自分は、がんになったこと、もう命が残り少ないこと、不安なこと、残された家族が心配なこと、そうしたあらゆる面で、人間として見て欲しい。前述の井沢さんも触れていたが、全人的(ホリスティック)な看護をがん患者は求めていることを、もっと看護師は考えなければいけないと松澤さんはこの患者から教えられた。

「結局、看護師と患者さんという関係性だけでは説明できない。最終的には、人間対人間として、接していく。これががん患者さんのみならず、看護の中核になっている部分だと思います。この人間として患者さんを見るという視点を忘れては、看護師はやっていけない。確かに、今の看護師は忙しくて、手が回らないですが、忙しくても、たった数分でいいから、患者さんのそばにいて、手をさすったり、あるいは黙って話を聞いたりするだけでもいい。私もあなたと同じ人間なのですよ、という気持ちを持つことが、とても大切

だし、今の医療現場では忘れがちな部分だと思います」（松澤さん）

看護師の仕事を単なる医療処置に限定するのではなく、看護師以前に同じ人間だと思って接する。このあまりにも当たり前のことが、今の医療現場では欠けている。優秀な看護師ほどバーンアウトして辞めていく人が多いのは、患者にとっても憂慮すべき問題だろう。

松澤さんは、言葉を選びながらゆっくりと、看護師である前に人間として患者さんに接したいと話していた。その真摯な気持ちを医療行政はもっと真剣に受けとめるべきだ。

「心の司令塔」としての看護

加藤麻樹子さん（四〇歳、写真）は、東大和病院（東京都東大和市）にある、がん相談支援センターで、がん患者や家族のカウンセリングをしながら、「がん専門看護師」の資格を取ろうと、勉強をしている。

がん相談支援センターが開設されたのは、二〇〇六年。加藤さんは一般看護師に過ぎなかった。ところが毎日、三〜四人と相談に訪れる。高度治療を受けたいが、経済的な余裕がない。どうしたらいいか、といった問題から、明らかにうつ症状を示している患者の悩みまで、相談範囲は幅広い。

そうした経験を繰り返していくうちに、もっと専門性の高い「がん専門看護師」になりたいと加藤さんは思うようになった。

「とにかく相談者の話を聞くことが仕事です。がん患者さんは、精神的に混乱している方がいるので、話すことで自分の病状や治療方針など、客観的に整理して、落ち着きを取り戻していただく努力をしています。うつ症状の患者さんに、精神科を受診するよう、アドバイスをすることもあります。でも、ご高齢の方だと、俺を馬鹿にしやがってと怒鳴られることもある。そんな方には、一時間近くもじっくりと話をして、いかにがん治療とうつ治療を並行して行うことが大切か、納得していただいています。正直に言えば、とても疲れる。でも、うつを抱えたまま、がんでいるのは、患者さんにはとてもつらいことです。こうした仕事を三年も続けているうちに、もっと専門性のあるアドバイスができるようになったらきっと患者さんも納得しやすいのではないかと思ったのが、がん専門看護師を目

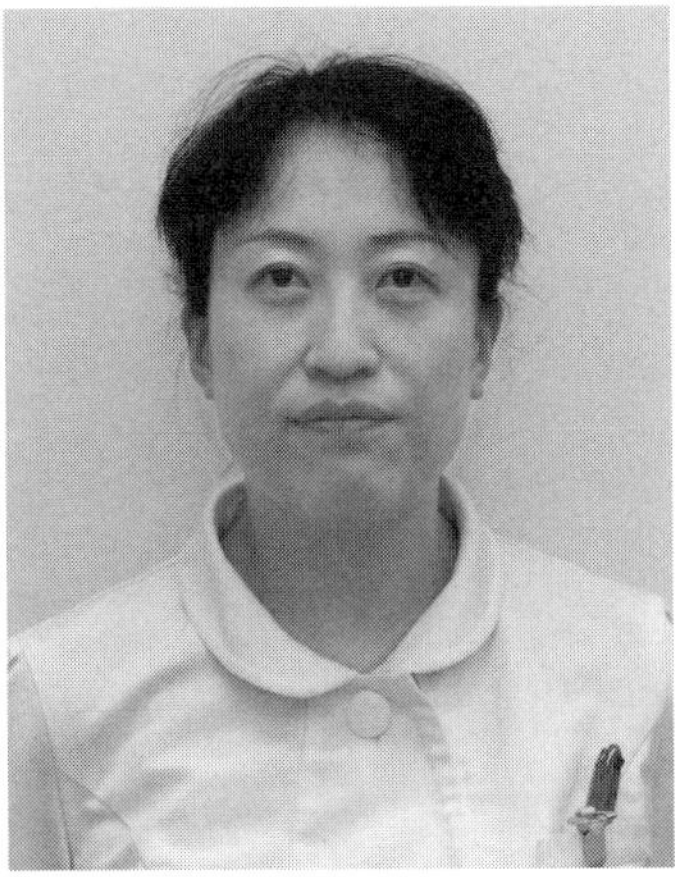

加藤麻樹子看護師
（東大和病院がん相談支援センター）

指す理由ですね」(加藤さん)

時には加藤さんが病室を訪ねることもある。それでうつが寛解に向かう人もいれば、「いくら気休めを言われても、がんがなくならない限り、何を言われても、ちっともつらさは取れない。あんたにがんを治す力があるのか」と、責められることもある。

また、病棟看護師からも、患者さんがふさぎこんでいたり、自暴自棄になって騒いでいたりしないかなど、情報収集に努めている。それを医師にフィードバックして、心のケアに結びつけるのも加藤さんの役割だ。いわば、病院内における「心の司令塔」の役割を担っている。

「どうせ治らない、という言葉が一番、こたえますね。確かに、私が話をしても、がん細胞がなくなるわけではない。前にも、カウンセリングをしたけれど、結局、がんの不安感から逃れられず、うつのまま亡くなられた方がいました。そうした患者さんに接していると、どうしてもモチベーションは下がる。でも、私と話すことで、少しでも心が和らいだ、と言ってくれる患者さんもいるから、続けていけるのでしょう」(加藤さん)

実は、加藤さん自身、父親をがんで失っている。中学生の頃だ。経済的にも困窮していた当時、加藤さんはあまり父親が好きではなかった。好き勝手に事業を興して、その上、その事業に失敗したと思ったら、今度はがんで家族に迷惑をかけている。父親が亡くなった時も、あまり加藤さんは悲しまなかった。

ところが、看護師になってみて、父親の孤独がわかるようになってきた。今、多くのがん患者と接しているが、身寄りがなく、一人きりで闘病しているがん患者もいる。その人たちにとって、加藤さんは、どんな形でもいいから、心の拠りどころになりたいと、声をかけ、話を聞くことに努めている。それは、父親が抱いていた孤独感に気づかなかった思春期の自分に対する、贖罪の意味もあるのかもしれない。

そんな加藤さんには夢がある。看護師として仕事を続けながら、がん患者と地域住民を結びつけるデイケアを作りたいのだ。地域の子どもたちを招いて、がん患者と一緒に、花の種まきをする。もしかしたら、がん患者はその花が咲く頃には、もうこの世にはいないかもしれない。それでも、子どもたちの心に、懸命に生きているがん患者たちの姿は、生命の大切さとして記憶に残るだろうと考えるからだ。

それは素晴らしい計画だ。是非、実現して欲しい。また、そうした試みには、行政も積極的に支援を行うべきだろう。

看護師自身の心のケア

がん患者であっても、今を生きている人間には変わりない。

だからこそ、看護師はがん患者を特別視するのではなく、人間同士として接していく。それは看護師にとって大変つらいことだ。精神的に参ってしまうこともあるに違いない。勤務から離れた時、看護師たちはどのように、仕事のストレスを解消しているのか。ある人は、友達と飲んで騒ぐことで、明日への気力を養うと答えた。また、ある人は、買い物をして、充足感を味わうことで、心のバランスを取っていた。

なかでも印象的だったのは、「がん緩和ケア認定看護師」の松澤さんだ。

松澤さんは、看護師自身に心身の健康がなければ、満足な看護はできないと考えている。そのため、オフの時は、アロママッサージを受けたり、ちょっと高級なレストランで、丁寧なもてなしを受けたりすることが何よりのストレス発散だと言っていた。普段、患者に気を配っている看護師だからこそ、時には自分がもてなされる贅沢を噛みしめることで、患者にどんな気配りをすればいいか、どんな言葉をかけたら喜ぶかを学べるそうだ。

看護師にも心がある。いくら病人とはいえ、暴言を吐かれ、無視されたら、看護師の心は傷つく。それでも、看護師であり続けるためには、「自分のメンタルケアを心がけていることが肝心」(松澤さん)なのだろう。

冒頭に紹介した前園さんは、つい最近、三日間でがん患者が八人死亡するというつらい体験をした。仕事とはいえ、さすがに泣きそうになった。

しかし、泣いていては看護はできない。

「患者さんとしっかり話のできる看護師になりたい。褒められなくてもいい。けなされてもいい。自分は患者さんと同じ人間として接しているという満足感が欲しい」(前園さん)

がんは体が冒される病気だけではない。心もまた、深く病んでいく。それを救う看護師たちは、試行錯誤しながらも、がん患者に寄り添っている。

ナイフのような言葉をはねのけるのが、すぐれた看護師ではない。看護師も痛みに耐えながら、患者と一緒に生きることを模索する先に、がん治療の未来がある。

第4章

終末期とうつ

緩和ケアにおける心のケア

死は誰にも等しく訪れる。ただ、健康だと、それがいつなのか、意識していないだけだ。がん患者で、もはや治療効果が望めない、いわゆる終末期《ターミナル》に入った人は、余命が限られ、その中で死を否応なしに意識せざるを得ない。その時、心が平穏でいられる人は、少ないだろう。

自分が死ぬとはどのようなものなのか。死ぬまでに何をすべきか。もしかしたら、死の宣告は間違いで、もっと自分は生きられるのではないか。死にたくない。なぜ、自分は死ななくてはいけないのか。

様々な思いが交錯して、抑うつや不安、そして不眠に悩まされる患者たち。そうした人たちと接する医療従事者は、どのように心のケアをしているのか。

大多数の終末期がん患者は、一般病棟で死を待つしかないが、近年、徐々に数を増しているのが、終末期に特化して、疼痛管理など少しでも患者の苦痛を取り除く努力をしている緩和ケア病棟だ。

聖路加国際病院(東京都中央区)の緩和ケア病棟に入院してくる患者の三割から五割が、なんらかの精神的不調を感じていると、林章敏緩和ケア科医長(写真)は言う。

「緩和ケア病棟だから、積極的な治療をしない、ということではありません。あくまで患者さんの意志を尊重して、治療は続けますが、やはり死の不安から身体的な不調、痛み、吐き気、倦怠感などを訴える患者さんは多い。このような症状が精神的な不調に起因すると認められる場合は、まず緩和ケア医がプライマリーの治療をしますが、重症度に応じて、心療内科医、精神科医へと橋渡しをして、薬物治療などを行っています。それによって、がんそのものが消失することはないのですが、睡眠が安定するなど、精神的に楽な状態へと移行することで、患者さん自身が終末期と正面から向きあえるようになります」(林医長)

また、看護師を含めてコメディカルの役割も無視できない。キリスト教会を母体とした聖路加国際病院ならではだが、病院専属の牧師《チャプレン》が緩和ケア病棟には二名おり、キリスト教徒でなくとも、宗教的なアプローチをしている。病院内にある教会を利用する場合もあるが、起き上がれない患者などは、ベッドサイドに牧師が寄り添い、患者から発せられるつらさや悩みに耳を傾け、共感したり、慰めの言葉をかけたりすることで、精神的な安定を得ることができるような配慮がなされている。

さらに、音楽療法士が果たす効果も大きい。二名いる音楽療法士は、病室まで出向き、音楽を奏でることで、精神的に患者の気持ちをほぐし、不安感を和らげる手助けをしている。あるいは、患者自身が楽器に触りたいという場合は、緩和ケア病棟のラウンジで、ミニコンサートを開くこともある。それによって、患者は今を生きている充実感が得られる。

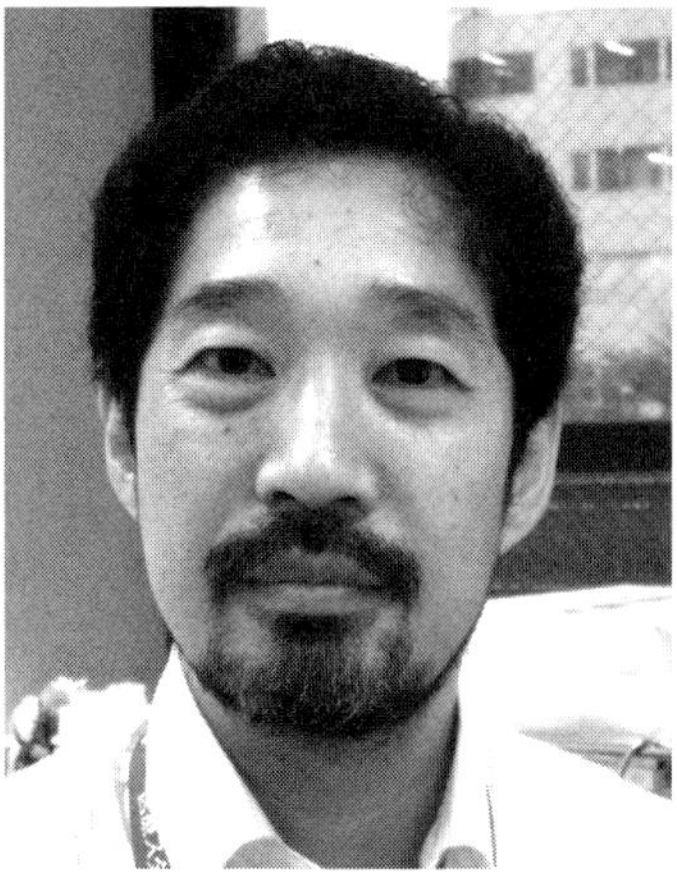

林章敏医長
（聖路加国際病院緩和ケア科）

「やはり心のケアを重視することで、体の不調を解消することにつながると思っています。疼痛管理だけでなく、心の安寧《あんねい》は緩和ケアにおいても、重要な要素であることは間違いありません」（林医長）

それを実証するように、アメリカで行われた統計調査によると、緩和ケアを受けているがん患者は平均約二九日、延命することが明らかになっている。

懸け橋としての看護師

しかし、患者にとって一番頼りになるのは、看護師の存在だろう。聖路加国際病院でも、「リエゾン精神看護師」という精神専門看護師が積極的に介入している。

この「リエゾン精神看護師」とはどのようなことをするのだろうか。

リエゾンとは、フランス語で「結ぶ」「連携」といった意味だ。そこから、専門知識を持って、心と体を結びつけてケアするのを、「リエゾン精神看護師」と呼んでいる。

杏林大学医学部付属病院（東京都三鷹市）に勤務する川名典子さん（写真）も、そのリエゾン精神看護師の一人だ。

川名さんの仕事は、医師と患者の間に生じた「ねじれ」を解きほぐすことにある。死を間近にした患者は、不安感が昂《こう》じて、時に理不尽な要求を医師に突きつけてくることも稀ではない。もはや治療の手段もないのに、外科手術を要求したりして、患者と医師の関係性が悪くなってしまうケースも起こる。

特に大学病院だと、自分は実験台にされているのではないか、といった疑心暗鬼に陥る患者もいる。そうしたことは、死の恐怖に対する防衛機制なのだが、そこまで心理的にこじれてしまうと、患者はますます精神的に不安定になり、病状も悪化する傾向にある。そうした関係性が硬直した中に、第三者的存在として介入して、相互の意見を聞き、関係の再構築をするのが、川名さんの仕事だ。

「混乱している患者さんにカウンセリングを行い、何を求めているのか、何に不安を抱いているのか、どうすれば精神的に安定するかを、見極めていきます。中には治療方針について、患者さんと家族間の意識がずれている場合もありますから、それぞれの考え方について調整をしながら、医師と連携して、患者さんに一番、負担にならない治療方針を考えて、もう一度、一つひとつの要素を組み立てていくことで、身体的な面と、精神的な面での効果をあげることができるようになります」(川名さん)

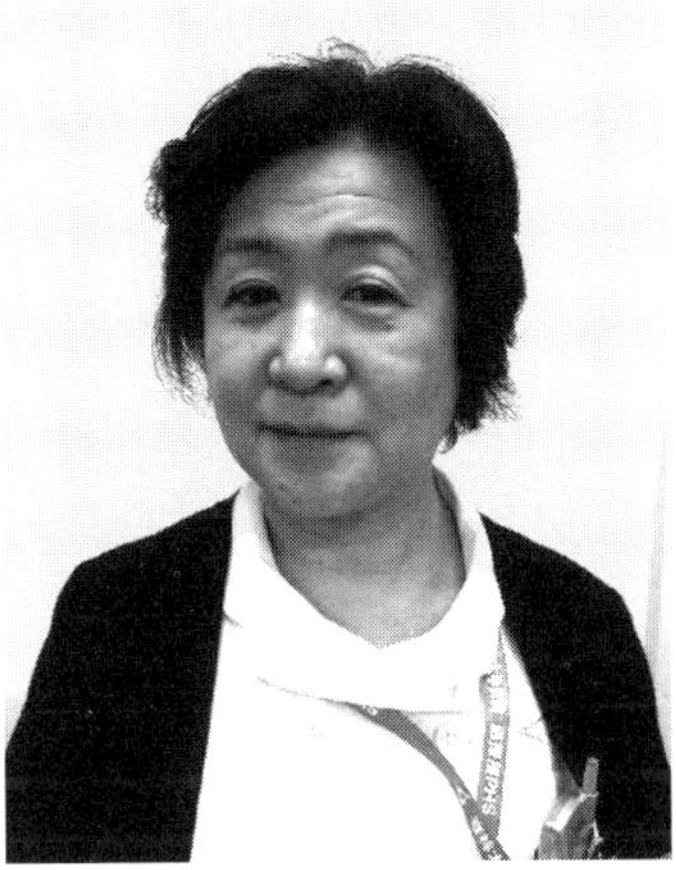

川名典子リエゾン精神看護師
（杏林大学医学部付属病院）

　だが、すべてがうまく行くとは限らない。最後まで医師との関係性が「ねじれ」たまま、死亡してしまう患者もいる。だからといって、めげていたのでは、リエゾン精神看護師はつとまらない。失敗しても、患者と医師の懸け橋になって、精一杯、努力するのが川名さんのモチベーションにつながっている。

もっとも、リエゾン精神看護師は精神専門看護師のごく一部でしかない。その必要性を認めて、リエゾン精神看護師を雇い入れる病院は、まだまだ少ない。

「仮に病院がリエゾンを置かなくても、看護師が日常的に患者さんの困っていることをすくい上げ、医師と連携するスキルを身につけていって欲しい。ある機会に私の仕事を一般看護師に話すことがありましたが、大変、好評でした。それだけ、病院内で患者さんと医師との間に溝があるのです。その現状を打開するために、患者さんと医師とのキャッチボールがうまくいくような黒子に徹するのが、リエゾンの役割だと思っています」(川名さん)

求められるのは、リエゾン精神看護師のような、専門的な存在ばかりではない、と川名さんは強調する。一般病棟、あるいは緩和ケア病棟で、いかに看護師が患者の心に気を配って、看護に当たっているかが大切なのだ。

では、実際に緩和ケア病棟の看護師は、どのように終末期のがん患者と対峙しているか。みさと健和病院(埼玉県三郷市)の緩和ケア病棟は、二〇〇八年に出来たばかりの新しい病棟だ。そこの看護面における責任者である川上貴子師長(写真)は、終末期がん患者が陥る心の不調に毎日、悩まされている。

「入院してくる人の半分は、うつ状態にあると言っても差し支えないでしょう。喋らない、食べない、お風呂にも入らない。人がいると煩わしいのか、看護師は手で払いのけられます。その上、精神面で安定させようと薬を出しても、飲まない。医師の言うことは聞きますが、看護師が確認するとまったく理解していない。看護師も戸惑うことが多いですね」(川上さん)

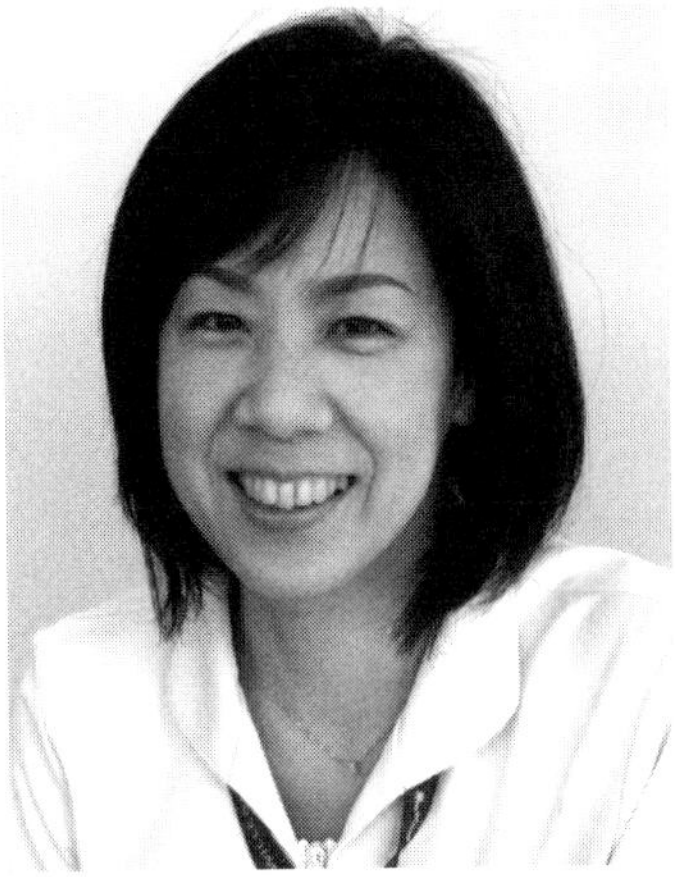

川上貴子師長
(みさと健和病院緩和ケア病棟)

ある五十代の男性患者は、入院した途端、「俺はここで死ぬんだろ」と悲観していた。実際に死亡者が出て、ベッドが空くと、「また死んだのか」となかば独り言のように話しながら、看護師の態度を窺う。

そういう患者に対して、川上さんは、「肯定もしないし、否定もしません」という態度で接している。

それは冷たいからではない。何を言っても患者の心が安定しない時もある。ならば、言いたいだけ言わせよう、という川上さんの考えがあるからだ。

「私たちはサンドバッグです。患者さんの言われるまま。どんなことを言われても、クッションになって受け止めなければいけない。いくら患者さんが死ぬのは、看護師のせいじゃないと思っても、話をただ聞くことが看護師にできる最大のことですから」(川上さん)

そのように、手放しで受け身に徹している内に、少しずつ、心を開いてくる患者もいる。髪を染めたいと言い出した女性の患者がいた。余命は限られている。明日にしましょう、では手遅れになるかもしれない。川上師長たちは、すぐ美容院に手配したが、それでは遅すぎる。結局、看護師たちで髪を染めてあげた。

「がんの末期でも、ご主人に奇麗な自分を見せたい、という女心はあります。その気持ちを私たちが大事にして、すぐに行動に移すことで、患者さんは喜んでくれる。だから、いくらサンドバッグでも、私たちは看護を続けられるのかもしれません」(川上さん)

若い看護師は、夜勤前になると、今日はどんなことが起きるのだろうと悩んでしまう。そうしたこともあって、若い看護師の定着率は悪い。ベテランの川上さんですら、三十代の若い患者が亡くなった時、その報告を院長室でする時には、涙が出ると漏らしていた。

自分の限界を感じることは、毎日だと苦笑いする。緩和ケア病棟に入院してくる患者のほとんどが余命一カ月もない。何もしてあげられない。何の解決にもならない。そう思いつつ、何かをしたい。

「二十代の男性が終末期で入ってきて、奥さんと一緒にお風呂に入りたいと言い出しました。早速、お風呂を準備して、入ってもらい、湯上がりに膝枕で寝てもらった。明日のことはわからないから、今日を受け止めてあげなくてはならないと思っています。患者さんに、やるべきことはやったんだ、という思いを持ってもらいたい。結局、患者さんと同じ視線で生活を見ることが大切なんです。それができて初めて、緩和ケアの看護師は患者さんが納得してくれる看護に取り組める」(川上さん)

専門的な知識はリエゾン精神看護師にかなわないかもしれないが、いかに患者の心を安定させるかのノウハウは、失敗を繰り返し悩みつつ、緩和ケアの一般看護師たちも考えている様子がうかがえた。

さまざまなホスピス

終末期医療の施設には、緩和ケア病棟と重なる部分として、ホスピスの人気が高い。評判のいいホスピスは入るまで何カ月も待たねばならず、時間切れで亡くなってしまう人もいるくらいだ。ホスピスの由来は中世ヨーロッパで、巡礼など旅をする人びとが休む宿泊所として作られた教会施設から始まっている。やがてアイルランドで一八世紀末、終末期の患者を受け入れる施設ができはじめ、二〇世紀以降、世界的な広がりを見せている。

日本では一九七三年に淀川キリスト教病院（大阪市東淀川区）が、一般病棟でホスピスケア的な治療を始めたが、正式にホスピスの名前を掲げたのは、一九八一年の聖隷三方原病院（静岡県浜松市）が嚆矢《こうし》とされている。

緩和ケアあるいはホスピスケアを行っている病院は、日本緩和ケアホスピス協会に登録しているだけで、現在、全国に二〇〇カ所近くある。医学的な面では、病院の緩和ケアと同じなので、緩和ケア・ホスピスと併記する場合がほとんどだが、ホスピスとして独立した施設を作っているところも多い。

桜町病院（東京都小金井市）も、一般病棟とは別に、ホスピス棟を設けて、終末期の患者を受け入れている。

「ホスピスに入ることは、つまり死が間近いという意味を患者さんが自覚的に感じています。それでも、ほとんどの人が、うつや不安など、精神的な不調を抱えている。ホスピスに入るのだから、覚悟ができている、なんてことはないのです。誰だって、死を前にしたら怖い。それはホスピスに入ってくる人も同じ。精神科医はいませんが、精神保健の指定医がいますので、心の不調には、疼痛管理と同じくらい、配慮しています」

ホスピス棟を任されている小穴正博医師(写真)は、患者のメンタルケアに努力を惜しまないのがホスピス・マインドだと語る。

だいたいホスピスに入って、患者は二カ月から三カ月以内に亡くなる。その間、どれだけ充実した「生」を全うできたかが問われる。

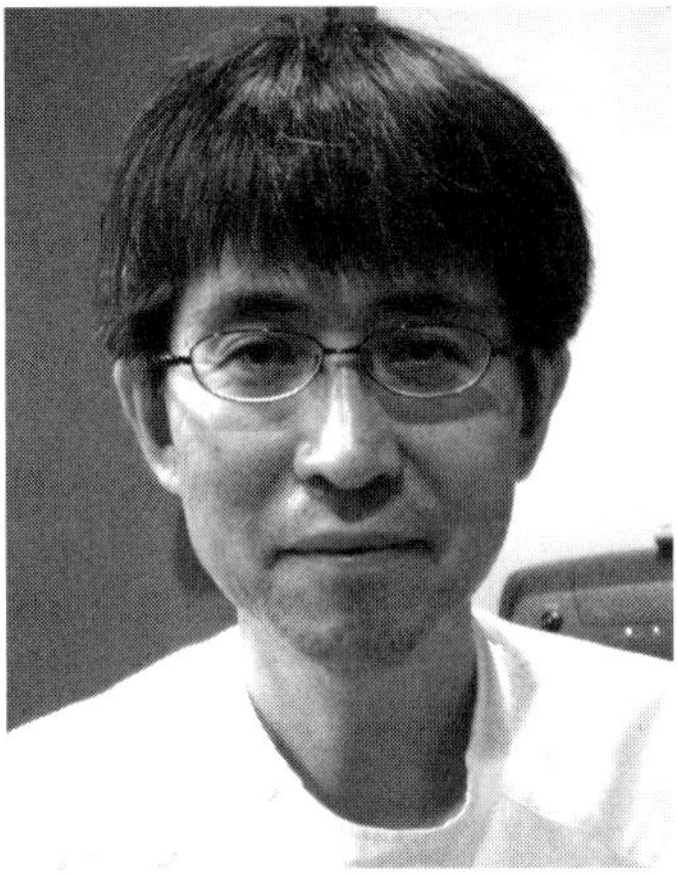

小穴正博医師
(桜町病院ホスピス棟)

「痛みの緩和はもちろんですが、睡眠の確保には特に留意しています。睡眠が取れないと、痛みも激しくなる。ぐっすり眠ることで、精神的に落ち着くことができるようになります。一般病棟でも同じですが、患者さんの心を和らげるには、医師や看護師がどれだけ、患者さんと同じ人間として接するかにかかっていると言えるでしょう。話を丁寧に聞き、共感する。ホスピスでは特別なことは何もしていない。人と人が接する、このことを大事にしているだけに過ぎません。これを私たちは「ホスピス・マインド」と呼んでいます。今の医療現場で、忘れかけている、この気持ちが患者さんの死を安らかなものにしてくれると信じているからです」(小穴医師)

がんの末期症状で、痛みが激しく、他院から移ってきた七十代の女性がいた。小穴医師たちは、まずその痛みを取る処置を施したところ、患者は安定した。そして、小穴医師にこんなつぶやきを漏らした。

「生きていて良かった」

その患者は、その後一カ月もしない内に亡くなってしまったが、最後に生きていることの喜びを噛みしめられたのは、ケアをする医療従事者にとっても、嬉しいことだった。

「ホスピスで大切なのは、施設の立派さなどハード面ではない。患者さんが望むことに全力で取り組むソフト面です。死は一人で抱え込むにはつらすぎる。だから、医療従事者、家族など、いろいろな人が一緒に支えていくことで、患者さんも気持ちの整理ができて、安らかに旅立っていけるのではないでしょうか」(小穴医師)

ホスピスはその由来からして、キリスト教的な色合いが強く、教会の運営する病院に設置されている場合が多いが、仏教的なアプローチでホスピスケアをしている病院もある。長岡西病院（新潟県長岡市）のビハーラ病棟だ。

ビハーラとは、サンスクリット語で休息所といった意味。このビハーラ病棟では、宗派にかかわらず、仏教的なアプローチで、最期を迎える人びとの心をケアしている。

病棟内には小さなお堂もあり、朝と夕方に勤行《ごんぎょう》が行われる。それを任されているビハーラ僧の一人が、森田敬史さん（写真）だ。

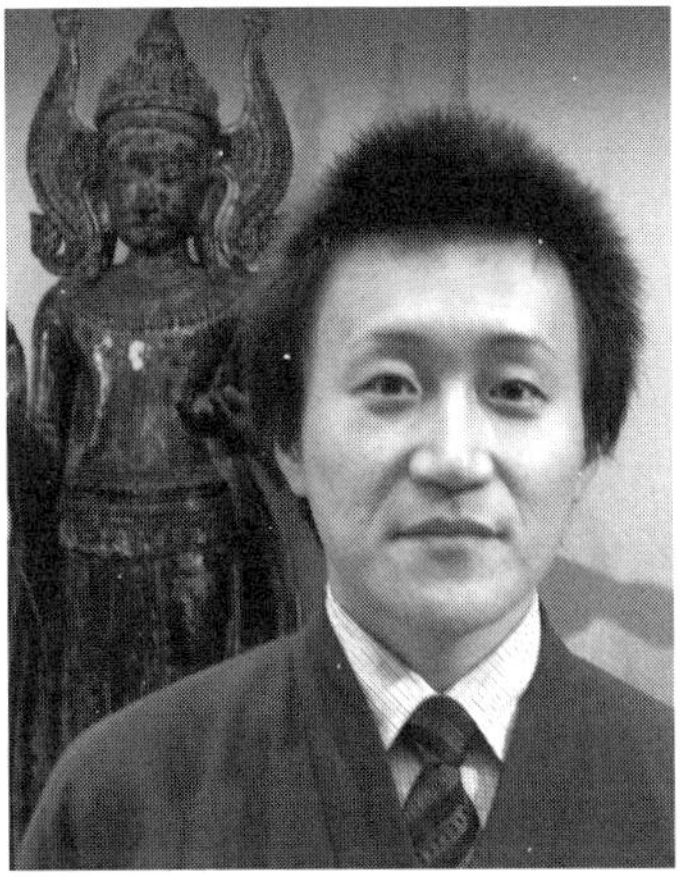

森田敬史さん
（長岡西病院ビハーラ僧）

森田さんは、大阪の実家が寺だったこともあり、子どもの頃から法事などの手伝いをして、仏教の教えに親しんでいた。大学で心理学を、そして大学院で死生学を学び、子どもの頃から抱いていた、仏教の有意義な教えを活かせる場がないかと考えていた時、たまたま長岡西病院の常勤ビハーラ僧が辞めることになり、その後継者として赴任してきた。

「一九九二年にビハーラ病棟がスタートした当初は、病院に僧侶がいるというだけで、地元住民から、縁起でもないと反対されたそうです。手回しが良すぎるというのでしょうか(笑)。ただ、地道に活動をしてきた成果が徐々に評価されて、今では地元の方にも最期はビハーラ病棟を選んでいただけるようになりました」(森田さん)

人は死ぬともはや物に過ぎない。普通、そのように考えられている。ところが、仏教的な視点では、死は、生から次の生への通過点でしかない、と森田さんは説明する。つまり、死を経て、新しい生へとつながっていると考えるのだ。そのことを象徴するように、患者が亡くなって、病院から遺体を送り出す時、通常死者は浴衣のえりを逆にするものだが、この病院では生前と同じようにしておく。死によって、その患者は終わったのではなく、変わりはないという意味がそれには込められている。

もちろん、そうした考え方を患者に押しつけるのではない。森田さんも病棟スタッフと一緒になって、患者の身の回りの世話をしながら、だんだんと打ち解け、患者が死に戸惑っているような時、仏教の教えで患者の心が落ち着くような話をするだけに過ぎない。

「仏教は、葬式仏教などと揶揄されるくらい、今は形骸化しています。でも、本当の仏教は、いかに生きるかを問う教えであるはず。それにキリスト教と比べて、日本人は葬式や法事などの行事で仏教を身近に感じているため、すんなりと受け入れやすい。難しい言

葉で仏教を語るのではなく、平易な表現で仏教的なケアを心がけています」（森田さん）

ある日、森田さんはいつものように、八十代女性の世話をしていた。その女性は末期がんで、すでに死期が近づいていた。その女性が、森田さんにこんなことを言ったそうだ。

「仏様にいい人を紹介してもらった」

その女性は穏やかに微笑んでいた。

病院に僧侶がいることを敬遠する人はまだまだ多い。そのため、仏教的な終末期ケアをしているのは、この病院くらいだ。それでも森田さんは、もっと仏教的なアプローチをする終末期施設が増えたほうがいいと願っている。

「本来、仏教は死者のためのものではないからです。生きている人が日々の生活で実践する方法を仏教は説いている。よりよく生きるために仏教はあります。最期の数日でもいい。満足して、生きていて良かったと思えるなら、仏教の教えが何かヒントを与えることができるかもしれません」（森田さん）

在宅ホスピスという選択

このように、様々な形で終末期の患者を受け入れる施設を取材してきたが、中には自宅で最期を迎えたいという人もいる。いわゆる在宅ホスピスだ。

現在、在宅ホスピス協会が把握している病院・診療所・施設は、全国で六〇〇カ所以上に広がっている。ただし、東京、大阪、名古屋など大都市圏は比較的多いが、一県に一カ所というところもある。また、在宅ホスピスは診療報酬上、往診扱いになるので、制度的に確立されていない。がんの患者が在宅で死を迎えるのはなかなか難しいのが現状なのだ。

そうした中、精力的に活動をしているのが、クリニック川越（東京都墨田区）の川越厚院長（写真）だ。

「在宅のいいところは、患者という属性ではなく、父や母、夫や妻といった生活者として、最期を迎えられる点でしょうね。病院にいては、ベッドに寝ているだけで何もできない。在宅なら、たとえ寝たきりでも、そこにいるだけで、家族として存在する充実感が得られる。食事の時間を決める必要もなく、眠りたい時に眠れるなど、自由な生活が選べます。なにより、入院したら、もうそこで終わりと諦めていた人が、家に帰って来られたという満足感は、計り知れない効果があります」（川越院長）

在宅では、もし病状が急変した時に家族だけでは対応できないのでは、と危惧するかもしれないが、バックアップシステムがしっかりしていれば、二四時間対応で、医師や看護師が駆けつけてくれる。費用も病院に入院するのとほとんど変わらない。むしろ、食事代や差額ベッド代を考えれば安上がりだと、川越院長は在宅のメリットを付け加える。

心のケアという見地にたっても、在宅の効用は大きい。入院時、重度のうつと診断されて、治療を受けていたがん患者が、家に戻った途端、うつ症状が寛解して、抗うつ薬を飲まないでも普通に生活できるようになった。

やはり、我が家が一番、心地よい。それがうつを改善に導いているのに違いない。

家族にとっても、在宅のメリットは大きい。入院すると、家族も団体行動に制約されてしまう。自由な時間に面会ができなかったり、付き添いで病室に泊まるにしても、補助ベッドがあればいいほうで、床に寝なければならない場合があったりする。そうした不便さや体力的、精神的負荷を軽減できるだけで、家族自体が前向きになれる。それは患者にも伝わって、家族関係が良好になり、絆を強めることにつながると川越院長は指摘する。

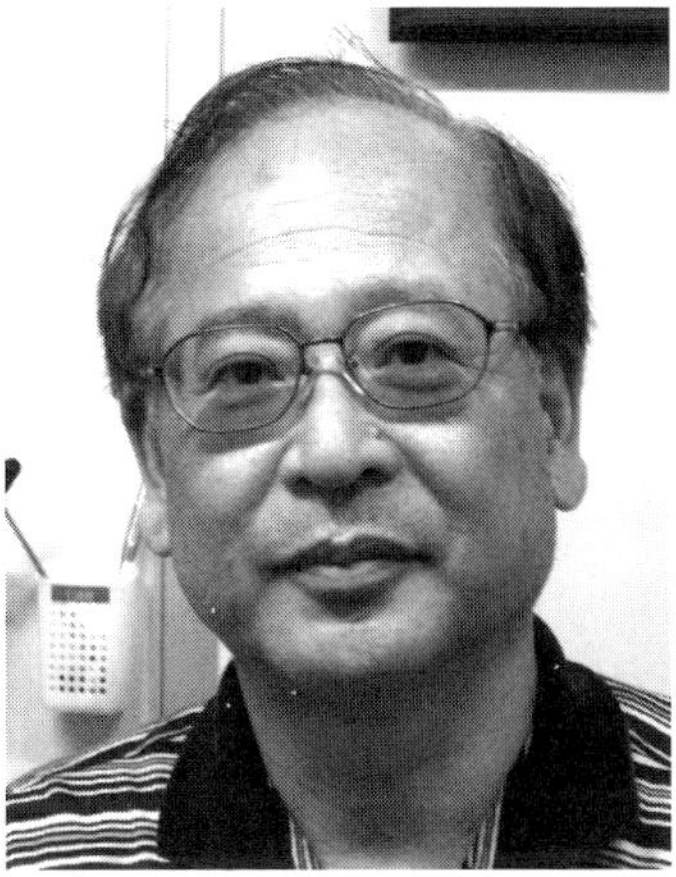

川越厚院長
（クリニック川越）

では、実際に在宅ホスピスで最期を迎えるとはどのようなものか。家族を我が家で見送った家族に取材した。

二〇〇八年に七四歳で腎盂《じんう》がんのため亡くなった山田武志さんは、東京都墨田区で製麺業を営んでいた。告知から手術、そして死まで一年以内という早さだったが、最期の三カ月を在宅で過ごした。

当時のことを長男の妻、卓子さん（五〇歳）は次のように振り返る。

「病院にはいたくない、というのが義父の希望でした。そこで川越先生を紹介してもらい、在宅で世話をすることになりました。痛みはなく、むしろ、早く治って花見に行こうと言うくらい、明るくなりましたね。それまで仕事一筋で生きてきた人ですから、実際に働けないにしても、仕事場が見える家にいることは、嬉しかったのではないでしょうか。入院時は、わがままも言っていましたが、家に帰ったことで社会性が戻ったのか、いたって素直に変わりましたね。末期ではありましたが、いつもお気に入りのマッサージチェアに腰掛けて、家族が出入りするのを穏やかに眺めていたのを覚えています。寝たきりになったのは、亡くなる一日か二日前くらい。家族の負担もほとんどありませんでした。そのまま、眠るように、朝方、亡くなりました」

武志さんは、死の一カ月前から、パソコンをいじりだした。どうやら自分の死を覚悟して、自分史を書こうと思い立ったらしい。結局、それは完結しなかったが、書き出しには「私は家族に恵まれた」という一文が記されていた。

「家に戻ったことで、心が落ち着いたのだと思います。帰るべき場所に帰れて、安心したのでしょうか。もっと生きていて欲しかったけれど、最期の三カ月はきっと満足だったと思います。義父が亡くなってから、よく主人と話すのですが、「生きていることと、死んでいないことは別だね」って。病院だと呼吸はしていても、死んだも同然です。お義父さんは家に帰って、生きている意味を私たちに見せてくれました」（卓子さん）

「私も死ぬならがんがいい」

もう一人、最愛の妻を膵臓《すいぞう》がんで亡くした足田竹司さん（七三歳）に会った。

妻の玲子さんは二〇〇七年に六九歳で亡くなった。深夜、竹司さんが寝ている間に、そっと息を引き取り、朝になって竹司さんが異変に気づいた時は、もはや穏やかな寝顔しか浮かべていなかった。

玲子さんのがんが発見されたのは、二〇〇六年の春だ。何回か検査を繰り返した結果、がん告知を受けた。余命は六カ月しかなかった。

病院から退院して、自宅から通院で抗がん剤治療を始めたが、自分の死期を悟ったのだろうか、みるみる元気がなくなっていった。がんになる前は、明るく話好きで、スポーツや旅行にも積極的だった社交的な玲子さんが、人に会うのも嫌、どこにも行きたくないと言いだし、スーパーに買い物に行くのさえ、ためらうようになった。典型的なうつ症状だ。

その後、二回、治療のため入院をしたが、すでに治療に効果は望めず、病院から退院を迫られてしまった。

ホスピスを希望したが、順番待ちで入れそうにない。そこで、在宅ホスピスを選択した。

「妻は病院のほうがいいと言っていたんです。なにしろ、医師もいるし、看護師さんたちとも仲良くなっていて、プロがいるから安心だと思っていたからでしょう。でも、看病する私にしてみれば、毎日、病院への行き帰りがあり、食事も決まり切ったものしかとれないので、正直言って、このままだと共倒れになってしまう、という心配があった。それで川越先生にお任せして、在宅にしたのですが、心配だったのは痛みですね。もし、妻が痛がったら、どうしようと思っていました。けれども、それは杞憂でした。一応、急な痛みが出た時のために、モルヒネを渡されていたのですが、結局、最期までそれは使いませ

んでした」（竹司さん）

玲子さんの最後の言葉を竹司さんは今も忘れられない。次第に意識が朦朧とする中、玲子さんを抱きかかえてトイレに連れて行き、ベッドに戻った時、背中に手を当てて、寝かせてあげた。

「あら、今日はやけに優しいのね」

それから玲子さんは言葉を発しなくなった。

「本当に静かに旅立っていきました。夫と一緒にいる安心感がそうさせてくれたのだと私は思いたい。妻がどのような気持ちで死を迎えようと考えたのか。それは私にもわかりません。ただ、ずっと一緒にいられたということは、妻にとっても、私にとっても、悔いのない最期だったと思います」（竹司さん）

今でもテニスをしている竹司さんの日に焼けた顔は健康そのものだ。口調もはっきりしている。玲子さんの最期も、言いよどむことなく、話してくれたのだが、話しながら目から涙が一筋、頰を伝った。

「私も死ぬならがんがいい。がんだったら、友達や家族に言い残すことを言える時間がある。もう看取ってくれる人はいないから、在宅は無理ですね。病院は嫌だな。早めにホスピスを予約しますよ。そして、妻のように、満足して死んでいきたい。満足するかどうかは、死ぬまでわかりませんけどね」と竹司さんは笑う。その笑顔に隠された切ない想いに胸が痛んだ。

死は誰にも等しく訪れる。

がんで死ぬ。それは一瞬の出来事ではない。じわじわと死が迫る時間、そして自分との闘いだ。

そんな心の動揺を、様々な方法で鎮め、決然と死に向きあう自分でいられるか。

これは医療従事者だけでなく、患者にとっても、永遠のテーマに違いない。

第5章

家族のケア

がんになる。それは当人にとっても大変ショックなことだが、家族も同様に心を痛める。

また、患者の治療に応じて、家族はそれまでの生活軸を変えていかなければならない。患者が入院すれば、毎日、病院に通い、身の回りの世話をしなければいけない。退院しても、通院に付き添い、患者が弱気になった時に励ますなど、何かと気を遣う。

そうした患者を取り巻く環境に、家族も否応なしに巻き込まれていく。

その過程で、家族の心も疲れ切ってしまうことがある。

家族は第二の患者

家族は「第二の患者」。そんな風に言われるのは、がんを患った患者だけでなく、家族も肉体的のみならず、精神的にも疲弊してしまうからだ。

これまで、家族の精神的な痛手は我慢するしかないと考えられてきた。だが、それでは、患者と共倒れになってしまう。患者同様、家族に対するケアはできないのだろうか。

大阪府堺市にある、市立堺病院では、二〇〇七年から医療サポートセンターを開設した。月曜日から金曜日まで、午前八時半から午後五時の間なら、予約なしで市民でなくとも、相談したいことがある人は無料で利用できる。

スタッフは、社会福祉士、精神保健福祉士など福祉職四名、専任看護師三名の他、地域連携をする看護師が三名と事務職三名、医事などに携わる職員が三〇名ほどいる。

相談にくる人は、病院の患者が二割、家族が八割と、圧倒的に家族からの相談事が多い。

「言うてみれば、よろず相談ですわ」

と、精神保健福祉士の南浦実永子さん(写真)は、関西弁丸出しでにこやかに笑う。

だが、相談内容は深刻だ。

たとえば、七十代で肺がんになり、脳転移も起こしている男性の場合。看護する妻も七十代で、少々認知症の疑いがある。病院にしてみれば、治療を行った後は退院となるが、その後の生活を妻に託して大丈夫だろうか、という心配が残る。妻も「自分一人では面倒みきれん」と、南浦さんを頼ってきた。子どもは同居しておらず、典型的な「老老介護」

だ。

医師から夫の病状を説明されても、妻は不安と驚きで、きちんと状況を把握できない。しまいには「もうおしまいや」と悲嘆に暮れている。在宅診療や転院の準備を南浦さんたちが進めたが、認知症気味の妻には、それを受け入れる能力がない。結局、地域の包括支援センターに連絡して、夫と妻、両方のケアをする手はずを整えた。

医療と福祉、両面からケアをしないと、こうした「老老介護」の場合、共倒れになる。しかし、これまでの病院では、治療をしたら、それで終わり。福祉まで病院は関係ないというスタンスだった。

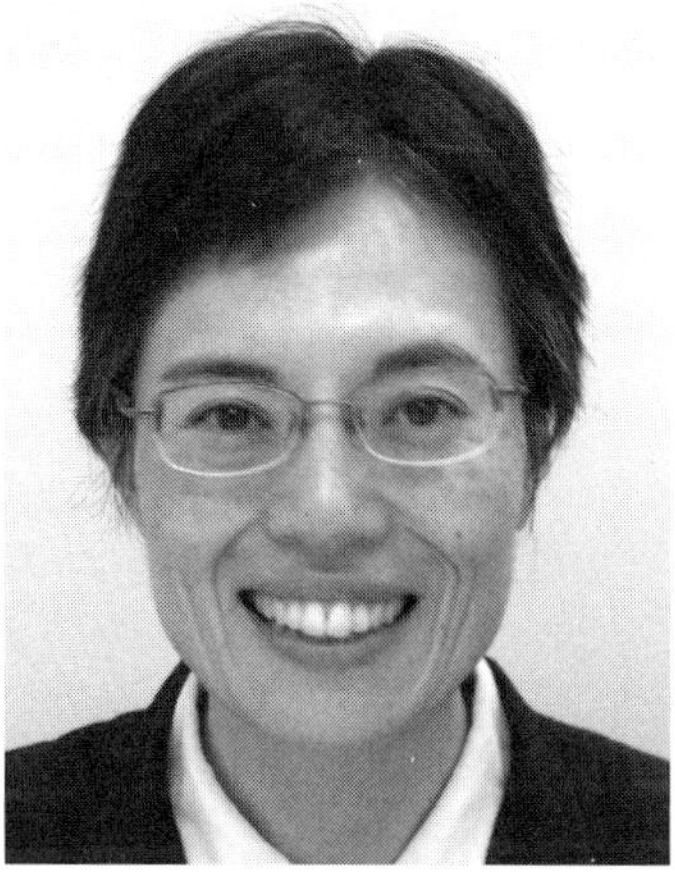

南浦実永子さん
（市立堺病院精神保健福祉士）

「それではどうにもならんのです。医療の中に生活感覚が欠けている。患者だけを治療すれば済む問題ではありません。家族のケアも必要です。でも、どこに相談したらいいかわからない。だから、ここに相談に来る。一応、相談時間は三〇分と区切っていますが、中には一日中、相談しても、解決策が見つか

らない人もおられます」（南浦さん）

経済的な問題にも相談員は関わっている。乳がん治療をしている四十代の女性がいたが、夫は現在、失業中。治療費は高額で、その上、子どもの大学進学資金がいる。

「また、運が悪いことに、クーラーと冷蔵庫がいっぺんに壊れてしまった。どちらも生活必需品です。買い換えるとしたら、またお金がいる。ただし、生活保護は受けたくない。どないするねん、と相談されても、方法がないですわ。ただ、愚痴を延々と聞くだけ。結局、治療を制限して、治療費を浮かせることになりました。「金のあるヤツだけが助かるんやな」と怒りをぶつけられても、私たちには返す言葉がない。正直、しんどいなぁと感じることもありますよ」（南浦さん）

医師は治療効果のためなら、どんな高額な薬でも、遠慮なく処方する。ところが、その治療費を払う家族の側にしてみれば、がんは治って欲しいものの、生活も大切。この板挟みにあって、うつ状態に陥る人も多い。こうした悩みを抱えた家族に、「生活者の視点」で南浦さんたち相談員は、アプローチしていく。

「社会資源をどれだけ使えるか。すべて解決するわけではないですが、いろいろな方法を提示して、少しでも家族が前向きな姿勢になってくれたらと思てます」（南浦さん）

いわば、病院の中に福祉のプロがいることで、家族の負担を軽くしたい、というのが相談員のモチベーションになっている。もっとも、コスト的には病院経営にとってはまったくのお荷物。公立病院だからできることだが、それでもさらに専門職を増やしたいと病院側に申し出たところ、これ以上は無理、という現実がある。

自分たちの仕事を南浦さんは、「河原の石積み」と表現する。

がんという病気のため、家族の生活は、ちょっとしたきっかけで崩れやすくなっている。様々な問題を、まるで河原で石積みをするように、一緒に積み重ねて、崩れてはまた積み、そうして最後までつきあっていくことが大切だと考えているからだ。

「患者さんもしんどいでしょうが、家族もまたしんどい。がん患者が一人出るだけで、家族の人生まで変わってしまいますからね。血縁、地縁がだんだんと薄れている今の日本社会では、治療が終わったらさよなら、と病院が見捨てては、誰も頼る人がいない人もいます。だからこそ、採算的にはまったくゼロですけど、私たちのような部署が、これからはもっと必要になってくるんじゃありませんか」(南浦さん)

こんな事例もある。三十代のシングルマザーが肺がんになった。家には小学二年生の子どもがいる。この子の世話を誰がするのか。母親はつらい体をおして、懸命に努力しているが、それでも限界はある。誰かが、この子を預かる施設に橋渡しをしなければならない。母親にとっては辛い選択かもしれない。けれど、このままではこの子の将来が危ぶまれる。「完璧はないと思てます。できるだけのことはする。失敗したら、また違う方法を考える。その繰り返しですわ。でも、誰かがしないと困る人がいる限り、私たちの仕事は意味があると思いたい」(南浦さん)

今日も、市立堺病院の医療サポートセンターを訪れる人がいる。決して楽な仕事ではない。それでも、患者が安心して治療に取り組めるのは、家族も安心できるからだと、相談員は思っている。医療と福祉。決してこの二つは別物ではなく、関連していると考えるべきだろう。

「家族にも自分の人生があるんです」

宮城県仙台市でＮＰＯ法人「虹」を運営する中山康子さん(写真)は、もともと看護師だった。病棟勤務時代は、がん患者の看護で精一杯。家族のケアまで手が回らなかった。その後、在宅ケアの看護師として働くようになって、家族が疲弊しきっている様子を見るにつけ、家族ケアの必要性を強く感じるようになった。

また、患者も、手術後退院すると、体力の低下から自信を失ってしまい、どうしてがんになってしまったのかなど、自分を責める気持ちが強くなり、うつに陥ることもわかってきた。他者との交流がないので、ますますその傾向は強まっていく。

患者にとっても、家族にとっても、がんでは珍しいデイケアがあったほうがいいのではないか。患者は、デイケアに参加することで、「自分一人が苦しいのではない。自分の生き方をもう一度、つかみ直そう」という希望を見いだせる。家族は、患者がデイケアに行っているわずか数時間でも、自分の時間を取り戻してもらいたい。

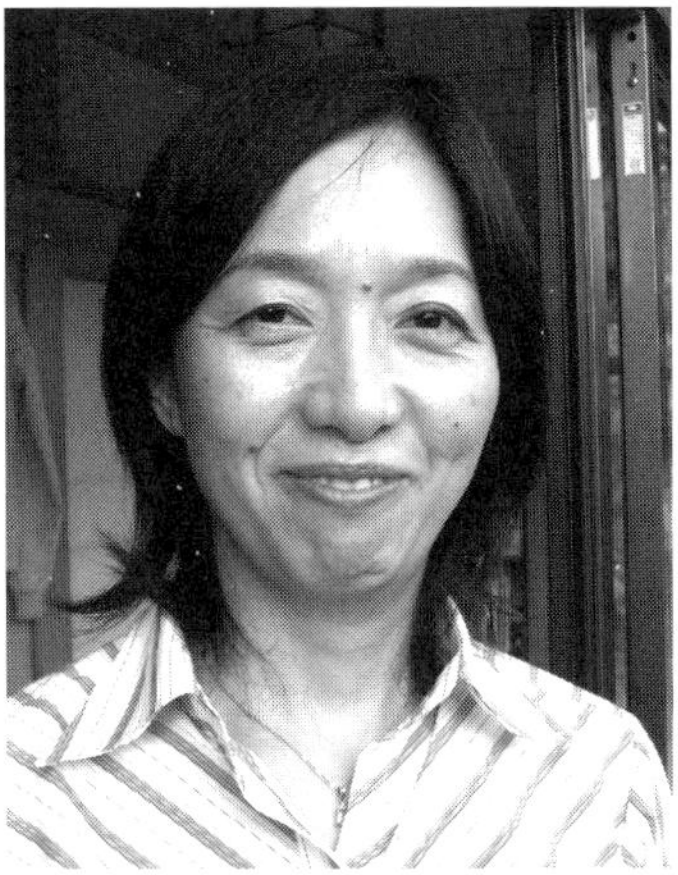
中山康子さん
(NPO 法人「虹」主宰)

もっとも、日本でがんのデイケアなど、実現することはできるのか。

そんな悩みを抱いて、中山さんはイギリスのデイケアを一週間、見学に行った。すると、一〇人程度のグループが集まって、思い思いに好きなことをしているだけで、十分に気分転換や社会性に効果があることを教えられた。

「イギリスで緩和デイケアの実際を見たこ

とで、これなら私でもできると決心がつきました」（中山さん）

自分たちでデイケアを作ろう――支援者の賃貸した住宅の一部を改造して、念願の小さな施設を始めたのは二〇〇四年から。そのためにNPO法人格も取得した。

利用者はがん患者ばかりではない。難病や脳血管障害の人もいる。月単位の契約で、各自、通う曜日を決めておく。すると、同じ曜日の人は自然と仲間意識が芽生えて、孤立感を防ぐことができる。現在、約三五人が登録しており、七十代を中心に四十代から九十代の人が利用している。男女比は半々だ。

スタッフは看護師資格を持った者が三名にヘルパー一名。国の基準では、利用者一〇名に対して一名看護師がいればいいので、受け入れ体制としては国の基準を上回る充実ぶりだ。それだからこそ、送り出す家族も安心していられる。

午前九時半くらいから集まり始め、昼食をはさんで、午後二時半から五時まで過ごす。午前中は風呂に入ったり、リハビリが必要な人は足のマッサージや運動訓練を行ったりする。午後はリラックスタイム。仲間と将棋やオセロをする人もいれば、テレビを見ている人、顔見知りになった利用者同士で楽しげにお喋りをする人など、自由な時間だ。

「がんというのは、患者さん自身だけでなく、家族も緊張の連続です。医師から何が起きるかわからないと言われてしまうと、家族はわずか二時間でも家を空けられない。患者一人を家に残すのが不安だからです。すると、家族は自分の時間が取れなくなってしまいます。いわば、介護のために自分の人生を犠牲にしなければならなくなる。趣味や買い物、友達とのつきあいもできない。これでは家族も精神的に参ってしまいます」(中山さん)

介護保険の申請など役所に通ったり、生活費を下ろしに銀行に行ったりなど事務的に必要な時間すら、いつ病状が急変するかわからないと、慌ただしく済まさなければならない。それが週に数回、時間的に五～七時間だけでも、デイケアに預けることで、家族は緊張から解放されて、自由な時間を過ごせるようになった。

八十代で大腸がんが発見された女性の介護をつとめていた六十代のお嫁さんは、まさしく自分の時間を犠牲にして日々を暮らしていた。訪問介護を受けていたが、お嫁さんの疲労度は限界に達していることが察せられた。そこで、「虹」を利用することにした。このままでは、二人とも共倒れになると判断したからだ。

わずかだが自由な時間ができたことで、お嫁さんは「安心して休めています」と笑顔が戻ってくるようになった。買い物や友達とのつきあいも復活した。結局、お姑さんは、病状が悪化して、最期は自宅で亡くなったが、お嫁さんに精神的余裕があったおかげで、悔いなくお姑さんを送り出してあげることができた。

もし、「虹」を利用しないで、ずっとお嫁さんが自分の人生を犠牲にしていると感じていたら、お姑さんが亡くなった時、家族の精神的ダメージは大きかっただろうと中山さんは言う。生前、精神的に参ってしまって、満足な介護ができなかったのではないか、という後悔を抱いてしまうからだ。

「患者さんが亡くなったことで、家族が犠牲にしていた自分の時間をどう自分の人生の中で埋め合わせたらいいか、わからなくなってしまい、うつになってしまう人もいます。満足な介護には、まず家族が満足した生き方をしていなければならないのです」(中山さん)

また、患者にしても、家族の負担を軽減することで、精神的なメリットがある。

六十代の男性は、「妻を休ませるためにここに来ている」という。自分のために時間を犠牲にして介護されている患者も、家族に対して心の引け目を感じていたのだ。

WHOは、疾病《しっぺい》の治療において、「患者と家族のQOLの改善」を目標に掲げている。ところが、現状の介護保険は、「中負担、中福祉」と言われるように、家族にかなりの犠牲を強いるのを当然と位置づけている。事実、家族はがんが発見された時から、絶えず患者中心の生活を余儀なくされ、暗黙の内に自分の生活を失ってきた。厚生労働省が調査したところによると、「医療依存度が高い人ほど、家族がケアしている」こともわかっている。

療養通所介護施設は、全国に六〇カ所ほどあるが、「虹」のような柔軟で、安心して患者を預けられる民間施設は日本では唯一、ここだけだ。

行政の支援はまったくない。NPO法人を立ち上げるにあたって、中山さんが相談に行った際、行政の窓口ではこんなことを言って追い返されたという。

「がんは病院が看てくれるものだ」

現実は、急性期を過ぎると病院からすぐに退院を促される。かといって、長期療養型病院では、満足な医療は受けられないばかりか、生活の質も低下する。

確かにがんは病院で治療するが、その世話は家族が家庭でしているのが実情なのだ。その負担を少しでも肩代わりする「虹」のような存在は、ソーシャルサポートとして、重要だといえよう。

八十代の男性ががんになった。娘は六十代で働いている。自分の介護をするため、娘は仕事を辞めようかと悩んでいた。そこで、その男性は「虹」を利用して、娘に仕事を続けられるようにした。

「家族の安心は、患者の安心でもあるのです。家族が自分の人生を歩みながら、患者をケアしていくことこそが大切。自分を犠牲にして介護しても、それはどこかで、心の歪みとなって、患者、家族に痛みをもたらす。私たちは小さな試みですが、こうした施設が全国にもっとできたら素晴らしいのに、といつも思っています」(中山さん)

医師も、一人の人間として

こうした家族に対するケアは、徐々に大学病院などでも行われるようになってきている。

順天堂大学医学部附属順天堂医院(東京都文京区)にある乳腺・内分泌外科の齊藤光江科長(写真)は、二〇〇八年から毎月一回、乳がん患者を家族に持つ人たちを集めた「乳がんファミリー教室」を開いている。

この会の趣旨は、再発した患者を支える家族や死の看取りを経験した人たちがお互いに情報交換を行うこと。単にがん患者を抱える家族のつらさを吐き出したりするだけでない。「従来、医療従事者は、患者や家族のサポートをする指導を行ってきましたが、こうした会では、逆に家族の声を聞き、家族の視点で医療従事者が気づかなかった点を教えてもらうことにあります」といった目的もある。

そのため、会が始まると、まず齊藤科長みずからの日々の生活やこれまでの人生など、普通、白衣を着た医師からは聞くことのできない、同じ視点に立つ人間としての話を聞くことになる。つまり、患者会というと、どうしても医療従事者の主導型が多い中、家族主導型の会を目標にしているのだ。

「乳がんの場合、若い患者さんも多い。人生は、まるで星の最後に似ています。静かに消滅していくのではなく、爆発する星があるように、亡くなる時はとても大きなエネルギーを放出していくように思います。特に若い方の場合、大きな影響を周囲に与えていく。これを受け止める家族は、この爆発的なエネルギーにぼうっとしたり、自分たちの生き方を変えるヒントにされるような気がしてなりません。そうした経験、情報を互いに交換することで、家族はあるべき姿勢と覚悟を決めることができる。また、医療従事者は、これから出会う患者さんや家族へのアドバイスをすることができるようにな

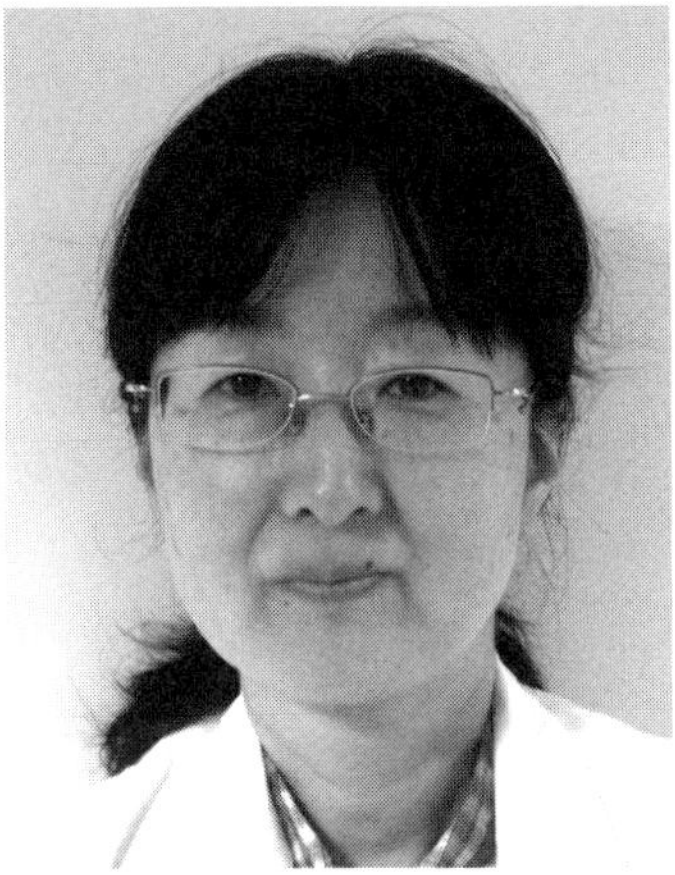

齊藤光江科長
（順天堂大学医学部附属順天堂病院乳腺・内分泌外科）

るのです」（齊藤科長）

医師も家族も隔たりはない。同じがんと立ち向かう者同士が、胸襟《きょうきん》を開いて話し合おう、というのが、この会の特徴的なところだ。

妹をがんで亡くした兄が、こんな話をしていた。

「ほんの小さなことでも、患者にとっては苦痛なんです。たとえば、シーツに皺《しわ》が一本入っている。これだけでも、居心地が悪いし、睡眠もよく取れない。だからといって、看護師さんに文句は言えない。遠慮してしまうのですね。その分、家族にはシーツの皺をなんとかして欲しいとはっきり言ってくれる。こういうことを看護師さんや医師にフィードバックすることで、患者が少しでも快適に過ごせるようになればと思っています」

また、病気をしなければ伝わらなかった大事なメッセージも受け取ることができる。

「妹は家族を気遣って、たぶん、つらかったのでしょうが、頑張ってくれた。それは、家族がオロオロして、心配ばかりしていては、自分も安心できないからです。家族が安心して休めることで、はじめて、自分も安心できる。こういう心理は、家族でないと伝わってこないと思います」

この兄妹は、残された時間をいかに充実して幸せに過ごすかをお互いに考え、一日、一分、一秒の幸せの作り方を話し合ったという。それが、たとえ、小さく手を振ることであっても、患者と家族を結ぶ絆の上では、大切なことなのだと。

家族が元気になると、患者も元気になる。これはその兄が試験に合格した時、喜びを隠さないでいたら、病床の妹も、「私も元気が出てきた」と答えたことからも、その重要性が感じられる。家族の元気が患者の元気。がんというつらい病気を前にしたら、家族は悲壮な思いを抱きがちだ。それは無理もない。けれど、つらいのは患者が一番感じていること。家族まで一緒になって、暗くなっていては、患者は心理的に負担を感じてしまう。また、そんな患者の顔を見ると、家族の心もふさぎこむ。これでは悪循環だ。

家族の心が健康になることこそ、患者のためになるとその兄は亡き妹の姿を思い浮かべるように、言葉をつないだ。

この会には、母と娘という形で参加する人もいる。あるいは、妻が乳がんになって、どうしたらいいか、途方にくれた夫が、助言を求めて加わることもある。様々な人が、様々な思いを抱いて、この会を利用している。

最初に齊藤科長が自分の話をするのは、医師と患者、家族の「垣根」を越えるためだ。

「むしろ、私たちは家族から多くのことを学ばせてもらっている気持ちで臨んでいます。

患者、家族が遠慮なく、裸になって話をするなら、医師も白衣を捨てて、自分をさらけ出さなければならない。そうした中にあってこそ、本当に求められる医療のあり方、家族ケアの方法が見えてくると思いますね」（齊藤科長）

医療従事者側からは、齊藤科長のような医師の他、チャプレン、心理士、薬剤師、看護師なども顔を出して、腹を割った話し合いを行っている。

これまで、大学病院といえば、内科は内科、外科は外科というように、医師同士でも、連携することが難しかった。その縄張り意識を越えて、「乳腺センター」を二〇〇六年に作ったのは、大学病院としては、順天堂が最初だ。

そうした風土があればこそ、医師も家族も同等という形の家族会が実現したのだろう。がんはチーム医療が基本である。それだけに、これからも様々な領域の医師やコメディカルの人びとが、家族と「人間として」話し合う機会を、多くもってもらいたいと齊藤科長は期待している。

遺族外来の試み

ところで、残念ながら治療の甲斐無く、患者が亡くなってしまったら、家族の負担はなくなるのか。

いわゆる「喪《も》の時間」という考え方がある。故人を偲びながら、時間がたつにつれて、次第に記憶が薄れていき、家族が現実生活を取り戻す期間を指す。この長さに定義はない。家族の親密度、故人に対する感情などに応じて、長くもなれば、短くもなる。しかし、時間はかかっても、いつかは「喪の時間」が終わる、とこれまで考えられてきた。

ところが、がん患者の最期を看取った後、時間がたつにつれて、ますます精神的なダメージが強くなり、ついにはうつを発症してしまうケースも多い。

こうした遺族のケアはどのようになっているのだろうか。

日本で唯一、遺族を対象とした心のケア外来「遺族外来」(通称)を行っているのが、埼玉医科大学国際医療センター(埼玉県日高市)だ。二〇〇七年四月から始まったもので、〇九年四月までに六三名(内、がん遺族は五一名)が治療を受けている。

訴える症状は、落ち込みを主とした抑うつで、四十代女性の受診が最も多いが、十代から七十代まで、患者層の年代は幅広い。特に目立つのは、夫を亡くして半年から一年以内で、心の不調が兆《きざ》してきたケースだ。

また、喪失感に悩む人も少なくない。死別のつらさを自分の中で解消できず、引きこもりがちになったり、自分は他の人と違うから恥ずかしいと感じたりする。夫のいない人生など意味がない、この先、一人で何十年も生きているくらいなら、死んでしまいたいと嘆く人もいる。

五十代の夫を肺がんで亡くしたやはり五十代の妻は、すでに子どもが独立しており、夫とは二人暮らしだった。そのため、落ち込みがひどく、何もする気にならない。朝起きて、顔すら洗うのが面倒になってしまった。

「いったい何のために生きていけばいいの？　この先、何の楽しみもないに決まっているのに」といったマイナス思考に陥っており、周囲から「時間が解決してくれるよ」「子どもがいるじゃないか」など励ましの言葉を受けると、ますますつらくなり、かえって逆効果になってしまう。

どうも、周囲から元気になるのを期待されているのが重荷に感じられて、元気なふりを装うのに疲れ切ってしまったらしい。そして、誰とも会いたくなくなった。

つらくて、このままでは後追い自殺しかないのではないかと悩んでいた時、たまたま雑誌に載っていた「遺族外来」の記事を読んで、受診した。

診察では、まず精神科医が三〇分から一時間近くかけて、じっくりと話を聞く。そしてうつが疑われる場合は、薬物治療が行われる。だいたい「遺族外来」を受診する人の約四割はうつ、約三割は適応障害に達する。

次のステップとして、心理士によるカウンセリングを定期的に受ける人もいる。

この「遺族外来」でカウンセリングを担当している心理士の石田真弓さん（写真）は、とにかく話を聞くことが大切だとカウンセリングの要諦を話す。

「話したいことを、じっくり話したいだけ、お話しいただきます。亡くなった患者さんのこと。最近の身辺に起こったこと。今後の生活に対する不安や希望。なんでもいいんです。とにかく、今まで自分の中でため込んでいた思いを吐き出していただくのが、カウンセリングの始まりです」

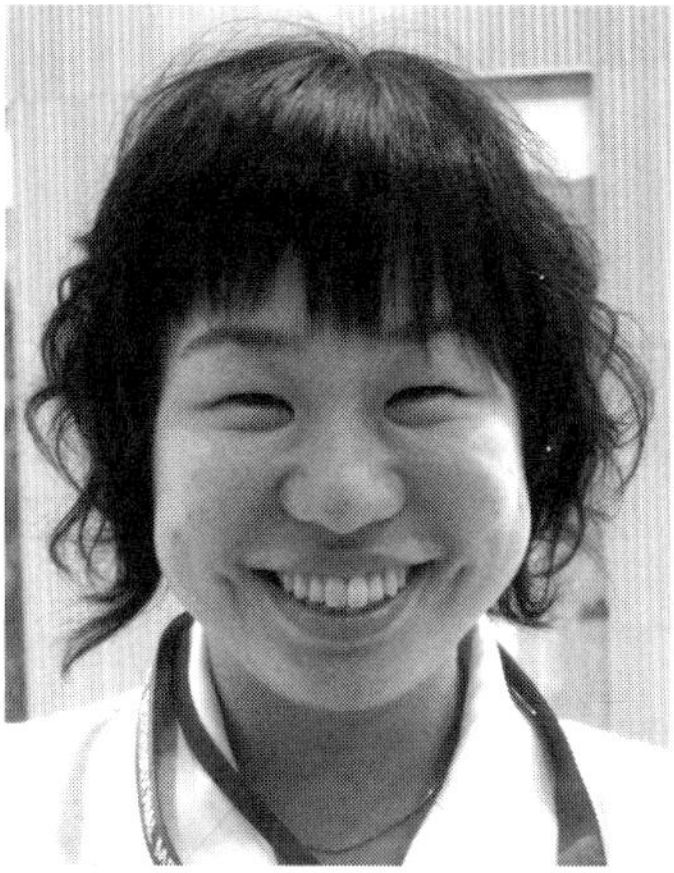

石田真弓さん
（埼玉医科大学国際医療センター
遺族外来臨床心理士）

これを週に一回で二カ月が経過した頃から、だんだんとうつの症状が軽快して、表情にも明るさが見えてくる。ただ、症状が重い人になると、死別四年目にして、ようやく少し回復してきた、という例もある。

「この外来に見える方が共通して言われるのが、つらさを表に出せないという悩みです。子どもにも周囲の人にも、亡くなった人を忘れられない気持ちを言い出せない。口に出して言えば、きまって励まされる。それがかえって、つらい。周囲と感情を共有できなくなってしまっているのですね」(石田さん)

遺族の中には、自分を責める気持ちが強いため、亡くなった患者に対しても、申し訳ないと感じている人もいる。もっと何かしてあげられたのではないか。周囲から「がん検診は受けてなかったの」と言われて、何も言えなくなった。もはや自分の人生設計が壊れて、将来を全部、あの世に持っていかれてしまった。

「ですから、カウンセリングをする際は、ご遺族も非常に敏感になっておられるので、私たちも言葉に気をつけなければいけません。言ってはいけない言葉があるように思います。表情が明るそうで、元気が戻ったように見えたので、「今日は元気そうですね」と言ったら、それは無理矢理、取り繕っているだけでしかなかった。そうすると、「この人には本当のことは話せない」と距離を置かれてしまいます。本当に言葉は慎重に選ばなければなりません。また、このつらさがいつまで続くか聞かれることがありますが、「治療を受けて一年ですから、そろそろですね」というのもあまりよくない表現です。見た目やこちら側の判断で接してしまい、せっかく心を開いてくれた人も、また心を閉ざしてしまいます。とにかく、寄り添って、じっと耳を傾ける。焦らないことが大切です。こちらが急《せ》いて、無理に元気づけようとしたら、逆効果にしかなりませんから」(石田さん)

患者の数だけ、家族の数があり、それぞれに違った人間関係がある。だからこそ、スタンダードは通用しない。あくまでも、オーダーメイドで対応していくしか方法がないのだ。月に一回、平均すると五~六名の患者が集まって、グループ療法を行っている。ファシリテーターを精神科医や心理士がつとめ、つらさを語り合い、同じ境遇の人がいるのだという安心感を得てもらう試みは、治療効果を上げる点でも評価できるだろう。

また、「遺族外来」というネーミングも良かったのかもしれない。「遺族外来」が、遺族の心をケアしますと標榜することで、受診する家族の精神的な負担は軽くなる。

さらに、がんで大切な人を亡くした、というバックグラウンドを理解した上で、治療にあたっているので、単なるうつでの診察よりも、きめ細かい治療が行える。

「残念なのは、遺族も取り込んで外来を行っている病院が、全国でここだけということです。がん患者の数だけ、大切な人を亡くした家族がいる。もっとこうした取り組みが全国レベルで広がって欲しいですね」(石田さん)

そのためにも、がんは患者のみならず、家族の心にも傷をもたらす、という意識を社会全体で持つことが求められる。

がん患者のみならず、家族も心のダメージを受ける。それは運命共同体としての宿命なのかもしれない。

桃山学院大学社会学部社会福祉学科の伊藤高章教授(写真)は、がん治療を「個人戦」ではなく、「団体戦」だと喩える。

医師と患者だけががんに対して闘うのではない。家族、コメディカルなど様々な人が介入して、がんと対峙する。だから、「団体戦」だというのだ。

「がんは時間がかかります。そして余命のケアが必要になるほど、生活習慣が変化する。それには患者と医師だけでは対応できない。家族も大切な一員。様々なコメディカルにも頑張って欲しい。そうしたチームとしての力が、患者の孤独を救うのです」(伊藤教授)

がん対策基本法では、「全人的」という表現が用いられている。これの意味するところは、「がんという病巣だけでなく、治療・療養生活を支える」ことに他ならない。そうあってこそ、「全人的」ながん対策ができるからだ。

また、伊藤教授は、治療をする医師は、がんが歩んでいく「地図」を持っていると考える。地図には、これまでの医療行為から得た知見に基づき、どのような道筋で病が進むのか、その多様性とともに、かなり正確に記されている。ただ、患者や家族は、病状が地図上のどういった道をたどり、どのくらいの早さで進むのかはわからない。医師もそうした情報を小出しにすることが多いためだ。

「本当は、患者に地図全体を見せて、自分のがんがどういった性格なのか、速度はどうか、何が重要な点なのかを知らせてもらい、理解を深めることが大切だと思います。そして、一分一秒を納得のいく時間にして欲しい。そこでは、家族の変化も求められるからです。家族はがん発見の初期段階から関わっています。少なくとも、患者の視野には入っている。であればこそ、家族もまた、その地図を見ながら、患者と一緒に旅を続けなければ、不安になる。ところが、従来の医療は、地図を見せないことで、患者の価値観に基づいた人生の選択を聞いてこなかった。せいぜい看護師が想像するくらいで

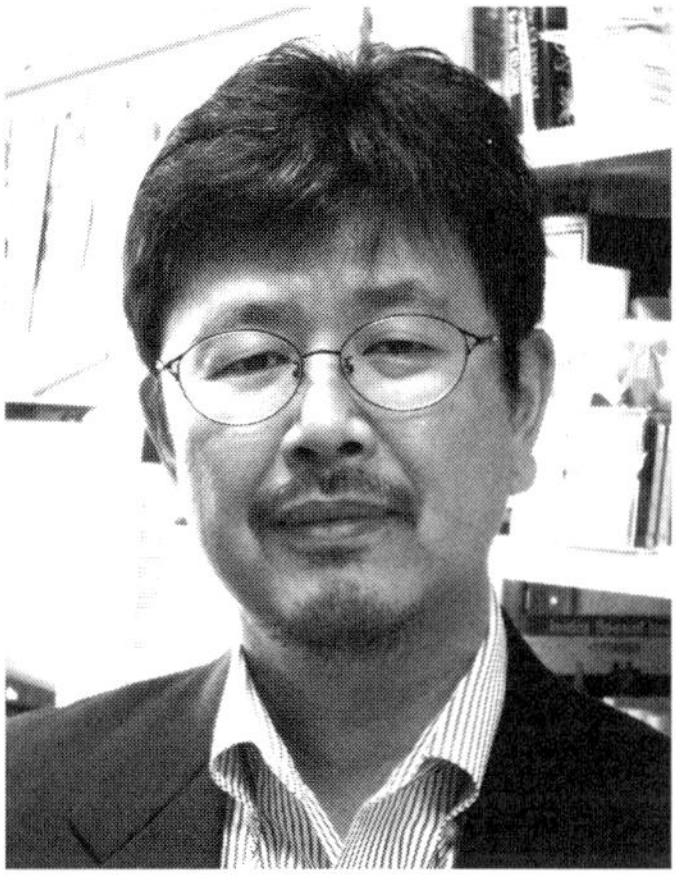

伊藤高章教授
（桃山学院大学社会学部社会福祉学科）

す。これでは、いったいどんな風に患者と家族は、がんと向きあっていけばいいかわからない。団体戦なのに、ゲームのルールがはっきりしないまま、プレイしろというようなものです」(伊藤教授)

そうした状況では、患者も不安だが、家族もどのように振舞ったらいいかわからない。当然、ストレスはたまる。だから、家族も心を病んで、「第二の患者」になってしまう。

家族は患者にとって、かけがえのないケアの中核だ。その家族を応援して、医療チームの一員として認識するコミュニケーションを医療従事者側は重視しなければいけない。そのためには、家族も含んだ治療として視点が必要になってくるだろう。

家族もまた、自分たちだけでは補えない技術的な部分を、ソーシャルワーカーやカウンセラーといった専門職の力を借りることが賢明である。そして、ケアのリソースを使って生じた心の余裕を活かして、もし、死期が迫っている患者がいたら、人間関係の修復や、こじれた感情の解きほぐしに使うべきだ。

「亡くなってしまったら、もう取り返しのつかないことがたくさんあるはずです。それを生きている間に、なんとかしなければ、家族の心はいつまでも痛み続けます」(伊藤教授)

医療ソーシャルワーカーの充実を

残念なのは、家族にとって力強い味方になるはずのソーシャルワーカーが、病院経営のコスト的な面で、日本ではあまり表に出られないことだ。ソーシャルワーカーとは、対人関係の専門職である。家族問題に介入するトレーニングを積み、家族の支援力・介護力のアセスメントをする能力を持っている。欧米では病棟ごとに一人、ソーシャルワーカーがいるほど一般化しているが、現状の日本では一つの病院に一人いればいいほうだ。

これには理由がある。せっかく国家資格を持ったソーシャルワーカーが、年間何千人と増えても、一般病院ではなく、高齢者介護の施設に就職してしまい、実質、高齢者介護が専門になっている。医療ソーシャルワーカーとしての就職先がないため、そのような現状になっているのだが、これでは社会資源を有効に活用しているとは言い難い。

もっとソーシャルワーカーの特性を活かした形で、医療に参加させるシステムが必要だ。加えて、患者、家族の心のケアという点では、新たに「スピリチュアルケア専門職」が最近、注目されている。

「スピリチュアルというと、テレビ番組の影響などで、何か胡散《うさん》臭いイメージが定着してしまいましたが、本来は、人の価値観、人生観、死生観といった、精神活動の根幹を示す言葉です。つまり、スピリチュアルケア専門職とは、その人らしい生き方を支援する介助者と考えたらいいでしょう。これまで精神科医や看護師が担っていた部分を、専門の訓練を受けた専門職が引き継ぐことで、患者、家族が抱く心の痛みを和らげる存在になるはずです」（伊藤教授）

すでに二〇〇七年には「日本スピリチュアルケア学会」が立ち上げられ、現在、学会資格認定制度を作ろうと計画中だ。

医療現場でも、札幌東病院（北海道札幌市）や長岡西病院（新潟県長岡市）、府中病院（大阪府和泉市）などで、「スピリチュアルケア専門職」が実際に、医療現場に携わっており、今後の患者、家族ケアでは、重要な位置を担うと、期待は徐々に高まっている。

「がん治療において、心のケアはとても重要な要素です。それは患者でも、家族でも同じ。それだけに、今後、様々な形で心のケアを推進する改革が望まれます」（伊藤教授）

家族は「第二の患者」。それだけに、家族の心が健康でなければ、がんと闘う患者はつらさに耐えられない。

もはや家族ケアもがん治療の一環として、無視することはできない。

第6章

地方での取り組み

医療の地方格差が大きくなっている。東京、大阪など大都市圏では、病院の偏りが進み、過当競争になって倒産するケースも出てきた。その反対に地方では絶対数、医師や看護師が不足する、いわゆる「医療過疎」が進んでいる。

当然、それはがん治療にも影響を及ぼしている。

地方ならではの強み

高度な治療を求める患者たちは、大都市の病院に集中する。だが、大都市の病院では、全国の患者を受け入れるキャパシティが限られている。すべての患者を受け入れることは、物理的にも無理な話だ。

そこで注目されているのが、地方病院ならではの独自性である。

医療機器などリソースが乏しい地方病院は、どのような工夫を凝らして、がん治療、そして心のケアを行っているのか。

各地の現状を訪ね歩いた。

北海道札幌市の住宅街にある札幌南青洲病院は、一般病棟七〇床、緩和ケア病棟一八床の典型的な「郊外型小規模病院」だ。

しかし、中島信久副院長（緩和治療科担当、写真）は、「小さい病院でも、決して医療の質は劣らない」と胸を張る。

この病院の入口には次のような「宣言」が掲げられている。

「ホスピスの心を大切にする病院」

これは何を意味するのか。

「ホスピスの心とは、弱さに仕えることです。いわば、病院全体がホスピスマインドを持って、患者さんと同じ目線で、医療に取り組んでいる。どうしても、大病院だと、医療側が上から目線で患者さんを見てしまいがちです。それでは、患者さんの本当に求めている医療は提供できません。決してへりくだるのではなく、患者さんと同じように悩み、問題意識を持ったパートナーであること。この基本的なことを忠実に守っているだけに過ぎ

ません」（中島副院長）

その具体的な例として、二〇〇八年に開設された「緩和治療科」が挙げられる。

これまで、がん治療では、病状の進捗《しんちょく》度に応じて、治療効果が認められるならば、抗がん剤投与や放射線治療などが行われてきた。だが、もはや治療効果が期待できないと判断されると、医師からの一方的な治療中止宣言とともに、緩和ケア病棟やホスピスへの転院を勧められることがしばしば行われている。

そうした状態に至る経過中に、患者は痛みをはじめとして、様々な症状の出現に苦しんでいる。緩和ケア病棟に移ってくるよりかなり以前の、まだ抗がん治療をしている時から緩和ケアは必要なのだが、そうしたケアが不十分なため、抗がん治療中の患者には、多くの負担や苦痛がのしかかってくる。

これに対して、この病院の「緩和治療科」では、抗がん治療中の患者に、緩和ケアも併行して提供することで、患者の悩みを解決し

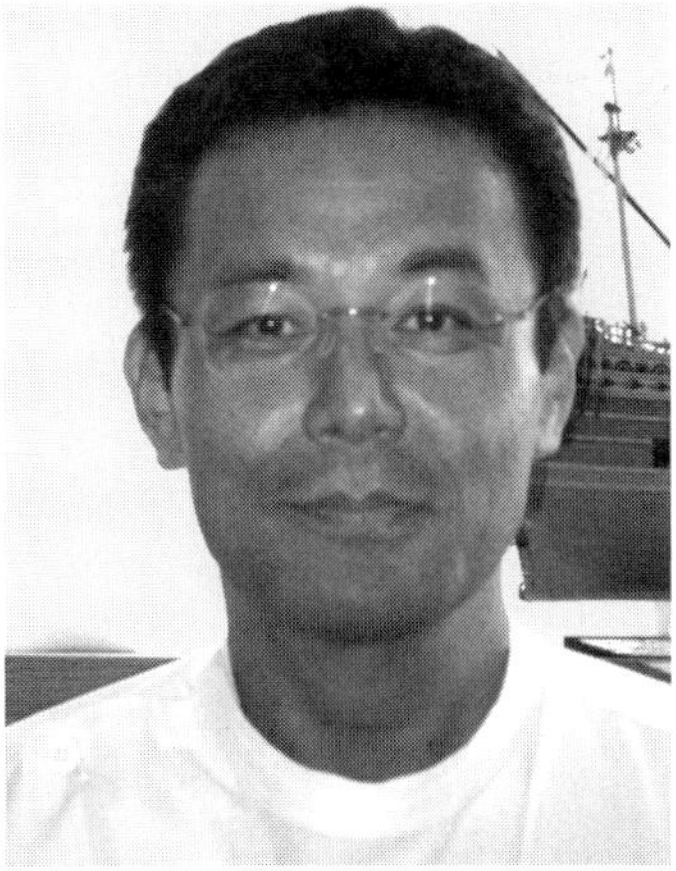

中島信久副院長
（札幌南青洲病院）

て、心身ともによりよい状態で、治療を続けることを可能にしている。そして、いよいよ、抗がん治療を続けること自体が難しくなってきたら、患者の意志に最大限の配慮をしながら、医療従事者側と患者、家族がじっくりと話し合いを行い、治療の中止を決定する。治ることを信じて頑張るだけ頑張ってきた挙げ句に、治療の効果がなくなったことを理由に、抗がん治療を中止することで、患者は「見捨てられた」という寂寥《せきりょう》感に包まれてしまう。最後まで納得した形で、治療を続けられたと思えばこそ、本当に治療を中止する段階になった時、その現実を受け入れ、安心してその後の時間を穏やかに過ごして、旅立っていけるのではないだろうか。

「こうした取り組みは、患者さんが受け身ではなく、能動的に参加する医療があってもいいのではないか、という考えに根ざしています。いわば、患者さんの主体性を重んじた医療を実現するのが狙いです」(中島副院長)

乳がんの末期になっていた七十代の女性は、こんなことを言ったそうだ。

「今まで、自分の納得できる治療をしてもらいました。もう十分に満足しています。これからは、ゆっくりと過ごさせていただきますよ」

そう微笑んで、三週間後に安らかな死を迎えた。

この「緩和治療科」では、緩和ケア医の他、看護師、薬剤師、ソーシャルワーカーがチームを組んでいるが、小さい病院だからこその強みは、患者のカンファレンスで、医師を頂点としたヒエラルキーがなく、それぞれの立場から自由に発言ができて、コミュニケーションが円滑な点であり、それが患者本位の医療実現に寄与している。そして、必要とあらば、治療を担当した医師、精神科医も積極的に参加していく。

ただ、大病院と違い、放射線機器など、高度医療に使うリソースは限られている。その不足をどう補うのか。

「何も各病院が、全部の機能を持たなくても構いません。要は、地域連携がどれだけうまく行えるか。そのためには、医師のネットワークが大切です。放射線をかけたければ、大学病院に頼めばいい。都市と違い、地方に強みがあるとすれば、病院数が限られていますから、どの病院にはどんな先生がいるか、医師同士に面識がある、という点です。文書で依頼するのではなく、顔の見える関係にある先生ならば、信頼できます。また、大病院の医師にありがちなのは、最初から最後まで自分ひとりで受け持とうとして、最後には息切れしてしまい、結果的に患者さんを放り出してしまうことです。それでは患者さんは、見捨てられたと感じてしまう。その弊害をなくすために、医師の継投、野球で言えば、先発から中継ぎ、そして抑えの投手を上手くリレーすることで、一貫したレベルの治療を行うことが可能です。つまり、患者さんをひとつの病院に閉じこめない。地域全体でフォローする体制があれば、リソースがなくても、十分、高度医療は実現できます」(中島副院長)

時には、患者側から医師を選ぶことも可能だ。そうした「医療の選択権」を患者に与えてこそ、患者と同じ目線で医療に取り組める。

「患者さんは、職種で医療従事者を見ているわけではない。誰が信頼できるか、と「人」で判断しているのです。そこを今の医療は忘れてしまっている」(中島副院長)

まさしく、「医療と患者のパートナーシップ」とは、このことを言うのではないだろうか。この結びつきがあればこそ、患者の心も安定する。

中島副院長は、この病院のような「郊外型小規模施設」は、デパートである必要はない、専門店同士がつながっていればいいと考える。

「運動会の借り物競走ですよ。それで十分。たいして稼働しない機器を無理して購入して、医療費を圧迫する心配もない。大切なのは、地域のネットワークです」(中島副院長)

地方の小さな病院には、その弱点を逆手に取った強みがあると感じられた。

「がんのつらさを患者さんから聞き出すには、長い時間がかかる。痛いとか、つらいという短い言葉では、本当の悩みは医療従事者側に伝わってこない。じっくりと時間をかけて、患者さんの心を開いてもらう必要があります」

秋田赤十字病院（秋田県秋田市）の緩和ケア科を統括する小松田智也部長（写真）だ。

秋田を含む北東北は、全国一の医師不足で悩まされている。その上、秋田はがんの死亡率でも、全国トップを争う厳しい状況にある。

その秋田で、中核的な役割を担っているのが、秋田赤十字病院だ。

この病院では、二〇〇四年に緩和ケアチームを作り、二〇〇九年からは「緩和ケア科」として、がんの初期段階から末期患者に至るまで、幅広く対応している。また、同じ年には、「緩和ケア外来」も創設された。

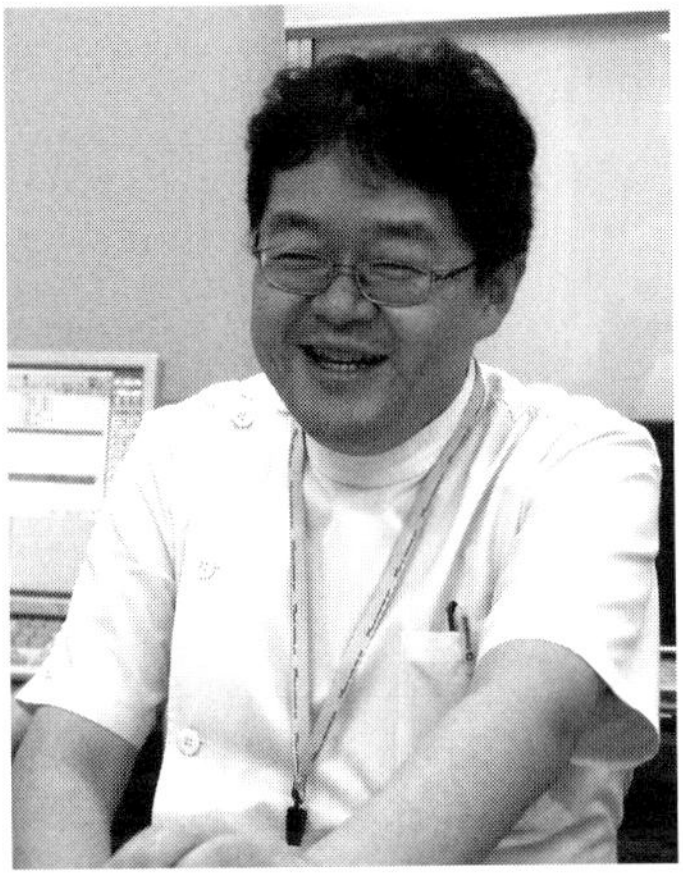
小松田智也部長
（秋田赤十字病院緩和ケア科）

「外来では、治療に関することばかりでなく、患者さんの様々な相談や愚痴を聞くことも大切な仕事になっています」（小松田部長）

やはり患者としても、慣れない都市圏の大病院よりも、住み慣れた地元の病院だからこそ、胸襟を開いて、本音を語りやすい。訥々《とつとつ》とした秋田弁の訴えに、医師や看護師は、ねばり強く対応して、何を患者は求めているかを探り、適切な処置をする日々が続いている。

「特に、この病院では、初期診断から、治療、そして残念ながら回復の見込みがない患者さんの最期まで看取る、一貫した流れを受け持っています。そのほうが、患者さんも安心できるし、医師も患者さんと顔見知りになり、何を医療に求めているかを判断しやすい。決して患者数は少なくないので、毎日が戦場ですが、こうした患者さんとの接点は、地方病院だからこそ、できることでしょうね」(小松田部長)

もっとも、口が重い東北人が、自分の話をするまでには、医師や看護師も忍耐が必要だ。小松田部長も、入院患者から話を聞くのに、一日六人が限界だと言う。中には、二時間近く、話を聞かなければならないことも多い。

「五十代の男性患者でしたが、最初から病気の話はしません。まず、身の上話。どんな人生を歩んできたかを丁寧に聞き出します。毎年、がん検診をしていたのに、どうしてがんが発症したのだろう。そういう嘆きから、患者さんの本音が見えてくる。そして、ケアすべき部分はどこなのか、はっきりとわかってくるのです」(小松田部長)

外来でもそれは同様だ。外来の場合、心理士も同席する。そして、一時間近くかけて、患者の話に耳を傾ける。

この、話したいだけ話す、というたってシンプルな治療姿勢は、患者のメンタル面で非常にメリットが大きい。

「この先生なら、安心して任せられる」

患者はそんな思いを抱いて、医師に語り続ける。

そのためには、看護師のフォローはとても重要である。医師がもし、どうしても時間が取れない時は、看護師が代わりに患者の声を拾い上げていく。

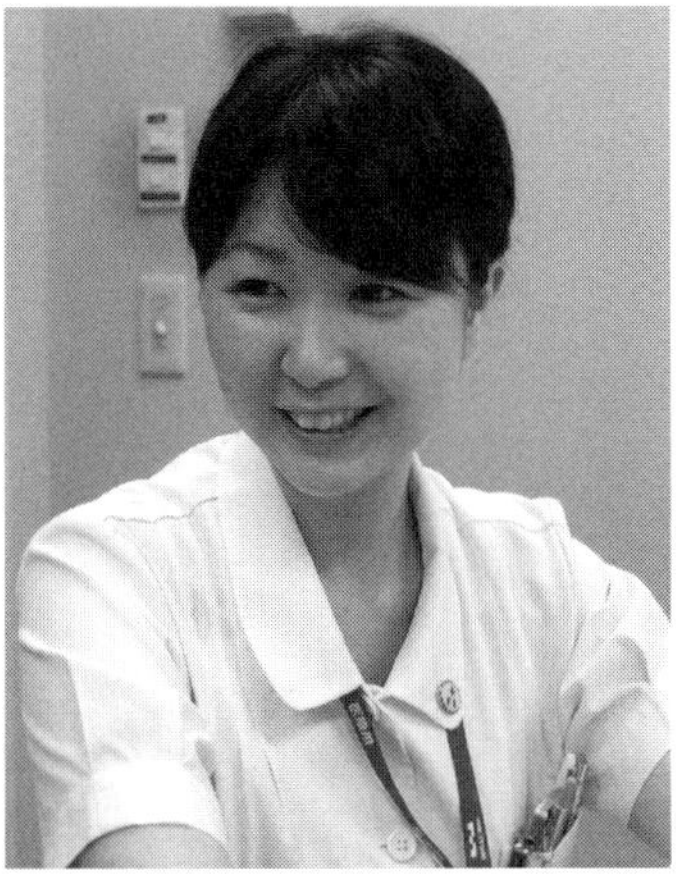

田中智子専従看護師
(秋田赤十字病院緩和ケア科)

緩和ケア科には、「緩和ケア専従看護師」の田中智子さん(写真)がいる。田中さんが、看護師全体の核になって、入院、外来の患者から寄せられる訴えをまとめ、必要に応じて、医師にそれを伝達する。それだけに、医師と看護師とのコミュニケーションを緊密に保っているのが、この病院の特徴でもある。

「治療の本質に関係ない話も、きちんと聞

くようにしています。看護師と患者さんという関係性ではなく、人間同士というつながりを大切にしたいからです。患者さんの中には、医師だと萎縮して話したいことも話せない人がいます。そうした緊張をやんわりと解きほぐし、本当に話したいこと、訴えたいことを聞き出すのが、看護師の役目かもしれません。もし、患者さんが病気を苦に、うつ状態に陥っていれば、専門の精神科医へ橋渡しもします。緩和ケア専従看護師は、患者さんの水先案内人みたいなものですね」（田中さん）

患者のちょっとした変化から、効果的な治療に結びついた事例もある。

八十代の男性で大腸がんから肺、骨に転移していた患者がいた。意欲低下が著しく、生きる意欲を失いかけていた。

なかなか食事が進まないことから、もしかして、口の中（口腔）に問題があるのではないかと疑った看護師が、言語聴覚士に診察を依頼した。すると、口内炎がひどく、食事を飲み込めない嚥《えん》下《げ》障害や呂律が回らない原因になっていることがわかった。そこで、口腔ケアをして、口内炎を改善させたところ、二〜三日で「死ぬのはやめた。食べることにした」と、前向きな姿勢に変わったのだ。

以来、緩和ケアチームには、言語聴覚士も加わっている。これは全国でも珍しい。

「このように、病院の中にはいろいろな人材が眠っています。だから、私たちは絶えず、情報アンテナを張り巡らせて、チームを硬直化させない努力が必要なのです」(小松田部長)
もっとも、医師、看護師の不足はこの病院でも深刻な問題となっている。がんの新患は年間一〇〇〇人以上になるが、緩和ケア科が関われるのは、せいぜい二〇〇人程度。現行の医療制度では、それでもコスト的に厳しい。後述する高知や島根のケースと違い、全県下から患者が集中するのも頭が痛い点だ。
「ボランティアですよ。やればやるほど、赤字になる。でも、誰かがやらなければならない仕事だと思っています」
と小松田部長も自嘲気味に言うが、せめて、もう一チーム増やせるようになりたい、というのが、緩和ケア科に携わる様々な人びとの「夢」だ。
「がん治療は心のケアなしではできません。そのためには、時間もスタッフも必要です。患者さんが発する心の声を聞いてはじめて、がん治療の本質が見えてくる。私はそう信じています」(小松田部長)
秋田赤十字病院の闘いは今も続いている。

笑顔の病院

長野県茅野市にある諏訪中央病院といえば、『がんばらない』（集英社文庫）などで知られる、鎌田實名誉院長で全国的に有名な病院である。

病院からは、天気のいい日ならば八ヶ岳が望め、高原らしい空気の澄み切った爽やかな環境にある。

病院のエントランスに入って驚いた。

五メートル四方はあるかと思える大きなボードに、びっしりと医師や看護師、あるいは薬剤師、はたまた医療事務に至るまで、全職員の笑顔でピースサインをした写真が張り巡らされている。これを巧みに使い、モザイクとして全体が院長の顔になっている。

一人ひとりの顔を見ていると、どれも仕事中では見ることのできない、自然体の笑顔が浮かんでいる。

これは研修医が企画して、二〇〇九年にはじめて行った「病院祭」の記念モニュメントだ。タイトルは「いいらめたよるじゃん」（この地方の方言で、いいじゃない。いっぱい寄ってらっしゃい、の意味）。サブタイトルもあり、「和して楽しむ。楽してつながる。和してなごむ」。

およそ病院とは思えない、心温まるお祭りだったようだ。

その話を、内科の原毅医長（写真）に話すと、にこやかな笑顔が浮かんだ。

「あの中に私もいるんですよ」

病院といえば、無機質な世界を想像させるが、ここには人間としての温もりが満ちているように思えた。

だが、医療の現場は、他の病院と同じように、戦場に他ならない。

「がんの患者さんは、軽いのを入れれば、ほぼ全員がメンタル不調を抱えていると言ってもいいでしょう」（原医長）

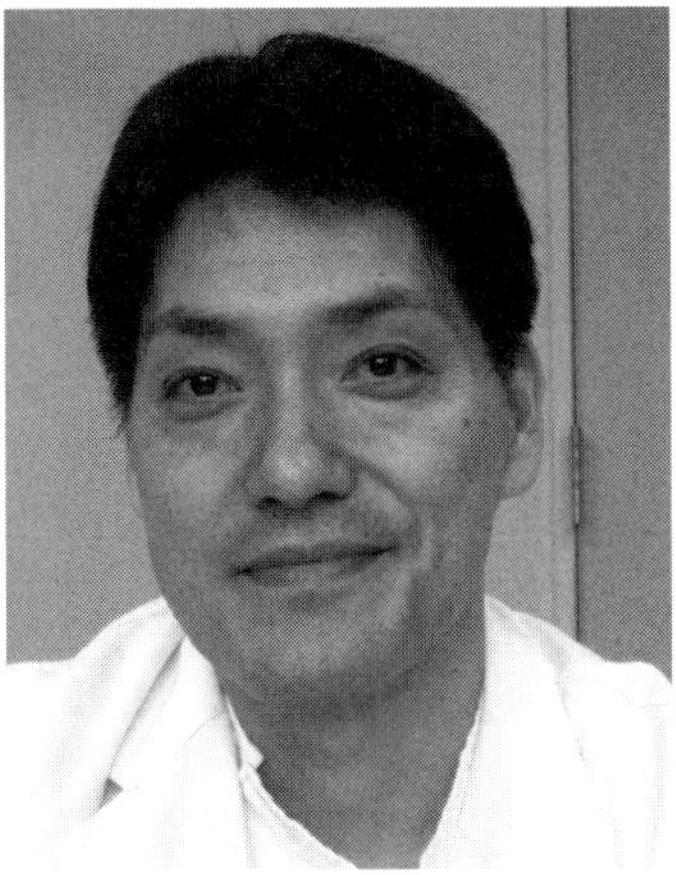

原毅医長
（諏訪中央病院内科）

解決策は、ただひたすら話を聞くことに尽きる。そして一緒に悩む。

患者は四つの苦痛を抱えていると言われる。身体的な苦痛、社会的な苦痛、精神的な苦痛、そして自分の存在意義や生きている意味などを見失ってしまう、スピリチュアルな苦痛。それぞれがオーバーラップしながら、治療を受けている。

これらを改善させていくには、医療従事者側もハードだ。時には患者と同じ痛みを感じることもある。患者と親しくなるにつれ、その痛みは医療従事者にも伝わってくる。

九〇歳の男性でわずか一カ月足らずの間に、急速な勢いでがんの末期症状を示した患者がいた。原発はずっと前にあったのだろう。それが表面化せず、元気に野良仕事をしていた。ところが、何かをきっかけとして、雪崩を打つように症状が悪化したらしい。

黄疸《おうだん》が進行し、脳に転移が見られて目が見えない状態になってしまった。それでも老妻と二人暮らしの家に帰りたがった。在宅診療に切り替え、様子を見たが、導尿カテーテルの管理が老妻では無理だと判断され、再入院。その頃にはせん妄も起きていた。切実に「帰りたい」と患者は訴えるのだが、老妻はもはや面倒を見きれないと尻込みをしてしまった。

医師たちはその間に入って、板挟みの苦しみを味わう。患者も大切だが、家族まで共倒れにしてしまってはいけない。

最期は病院で息を引き取ったが、医師たちに深い後悔が残った。

「どこまで患者さんの意志を尊重したらいいのか。もちろん、一〇〇パーセント叶えてあげたいけれども、家族のことなどを考えると、安易に判断は下せない。悩む。ひたすら悩みます。やはり患者さんの意志を尊重して、家に帰すべきだったかもしれません。たとえ、それで死期が早まっても、患者さんが望んでいるのならば」(原医長)

この病院にも緩和ケア病棟はあるが、一般病棟でも、様々な科の医師、看護師、薬剤師など、部署、職制は違っても、等しく、患者を見守り、安らかな気持ちで過ごせるような配慮をしている。

九州からわざわざ、「山が好き」という理由で転院してきた六十代の女性がいた。肺がんの末期だった。呼吸するのが苦しく、一縷《いちる》の望みをこの病院に託して転院してきたのだが、現在の医療では、そのつらさを取るウルトラCはない。

それでも、天気のいい日は、病院の中庭に出て、八ヶ岳を見ては、気持ちを安らかにしていた。すると、不思議に呼吸困難も改善されるようになった。

状態がいい時に、車に乗って富士山を見に行った。以後、病状は安定した。

「自然が癒してくれたのだと思います。患者さんが望むことを見極めることが大切ですね。患者さんは山が好きだった。その願いが叶ったことで、患者さんに生命力が蘇ったとしか考えられません」(原医長)

余命一カ月のはずが、四カ月も延命した。原医長は、謙遜だろうが、「八ヶ岳が治してくれた」と、苦笑いした。

また、この病院の緩和ケア病棟ではリハビリ訓練を実施している。緩和ケアにリハビリは不要と考えがちだが、そもそも、リハビリとは「人間性の復権」を意味する。理学・作業療法士が肌に触れ、体を動かすことによって、患者は生きることの喜びを見いだせるようになる。

タクシードライバーをしていた七十代の男性は、前立腺がんで脊椎《せきつい》に転移が見られ、下肢が動かなかった。それでも、リハビリに取り組み、またハンドルを握る日を願っていた。

そんな折、鎌田名誉院長が、その様子を見て、

「治ったら、後ろに乗せてもらおうかな」

と声をかけた。それが大きな希望につながった。

「鎌田先生の姿が見えると、患者さんがみんな、元気になるんですよ。鎌田効果と病院では呼んでますけどね（笑）」（原医長）

初期から末期まで、患者の希望を失わせない。そのポリシーが、この病院の誇りだ。

「地方病院といえば、医療施設が足りないなど、やはりハンディはあります。でも、医

療とはハードだけじゃない。医師も患者さんも人間なんだ、というソフトこそが大切なんじゃないでしょうか」(原医長)

その話を聞いて、帰り際、もう一度、エントランスの写真をじっくりと見た。原医長が照れたような笑顔を浮かべていた。

地域ネットワークの重要性

「地方の中核病院にとって、頭が痛いのは、患者がそこに集中してしまい、医療の質が低下してしまうこと」

高知県高知市の高知医療センターで、がん治療にあたっている辻晃仁腫瘍内科科長(写真)は、都市部との違いを端的に指摘した。

その背景にあるのは、「(医師と患者の)信頼関係が構築不全を起こしている」からだという。それはどういうことなのだろうか。

「患者さんは、告知で本当のことを医師が告げていない場合、何か隠されているのではないか、という不信感を抱くものです。結局は治療過程で話すことになる、ささいな内容を隠すことで、医師が手術を勧めても、本当にそうなのか、もしかしたら、手遅れなのではないか、というような疑心暗鬼が生じ、その結果、医療不信に結びつく。そのため、かかりつけ医や地域病院では信用できないと、わざわざ何時間もかけて、この病院のような中核病院を受診されます。ところが、そういった患者さんにすべて対応することになれば、こちらもマンパワーが不足するのは当然です。結果的に医療の質は全体的に低下してしまう危険性を抱えてしまいます」(辻科長)

わざわざ、患者がいい治療を求めて、遠路はるばるやってきても、そのために患者数が多くなりすぎて、一人の患者に割く時間と手間が制約され、結果的に期待する治療が得られない、という悪循環が生じてしまう。実際、二〇〇九年現在、高知県で、がん薬物療法専門医は、辻科長一人しかいない。これでは、いくら頑張っても、多くの患者を診るのには限界がある。

悪循環を断ち切るには、まず告知の段階から、患者と家族にきちんとした情報開示をするしかない。最初にボタンを掛け違うと、最後まで患者は不満を抱き続けてしまう。不満が強ければ、メンタル面でも悪影響が及ぶ。最悪、うつ状態になってしまい、精神科医の治療が必要なケースも出てくる。

それを回避するため、高知医療センターでは、状況に応じて、患者あるいは家族にきちんと病状を告知することにしている。そして、そのデータを持って、患者の住む町に帰り、地元の病院で治療を進める、医療地域連携に力を注いでいる。

「ここまでくる時間と労力を治療に使って欲しいですね。必要な治療マニュアルを渡せば、地元の病院でも十分、治療は行えるはずです。また、複数の医師が診察することで、より細やかな治療ができる可能性は高まる。つまり、複眼で診察を行ってもらえるメリットが患者さんにはあるということです。もちろん、告知に際しては、医師だけでなく、看護師などが中心となって、心理的なサポートをする必要があります。そして、患者さんが抱いている不信感を取り除いてあげることがとても大切です。何が何でもこの病院で診てもらおう、というのでは、患者さんにデメリットが増すだけでなく、医療従事者側も疲弊してしまいます。医療のワークシェアリングをうまく行うことが、地方医療にとっては不可欠なのです」(辻科長)

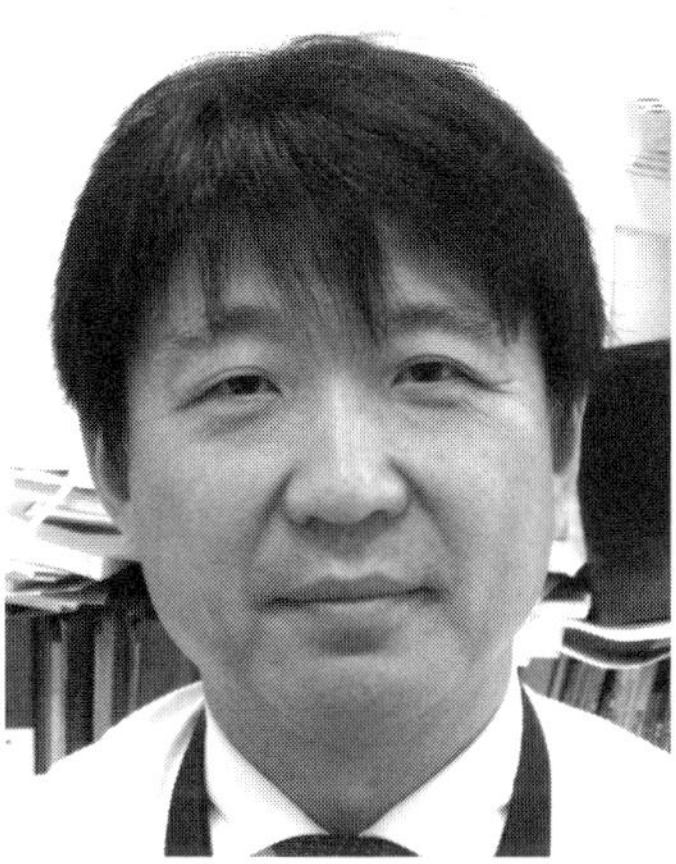

辻晃仁科長
(高知医療センター腫瘍内科)

これは、北海道の札幌南青洲病院で行って

いるネットワークの活用と同じ発想だ。

実際、六十代の男性で、初期のがんが疑われたが、地元の病院より高知医療センターのほうが信頼できると考えたため、片道四時間の道のりをかけて、受診を続けていた人がいた。その人の場合、一カ月半にわたり十分な説明をすることで、ようやく地元病院での治療を承諾して、高知医療センター側も受け入れ先の病院とも連携を行い、地元で治療を開始したところ、今のところ経過は順調だ。

「患者さんは医師に「お任せします」とよく言いますが、これは「良くなるなら、その治療法は任せる」という意味であって、決して「悪くなっても納得する」のではありません。患者さんに病状が悪くなる危険性が高いことも説明して、それに対する治療内容を十分に納得してもらい、同意していただく必要があります。最悪三カ月で亡くなるかもしれなくても、地元病院でしっかり治療に励めば、半年以上の延命もあり得るとはっきり言ってあげれば、患者さんも「だったら、頑張るか」と前向きな気持ちになって、治療努力の達成感にもつながります。そうしたメンタル面での改善で、さらなる延命効果が得られることは、これまでもたくさん、経験してきました」(辻科長)

患者はがんという病を前にして、暗闇の中に取り残されたような心細さを抱いている。

そこへ、医師がロードマップを与え、ライトをつけて誘導してあげれば、時間的のみならず物理的、経済的負担も軽くなる。中核病院は、地域のすべての患者を受け入れるのが使命なのではなく、地域連携の司令塔となって、ロスの少ない治療方針を立てるのが役割なのだと、辻科長は強調する。

どうしても、日本人は大病院信仰が強く、大きな病院なら治る、と根拠のない理由で、大病院に殺到する。それは大都市圏でも同様だ。ましてや、大病院が限られている地方で、患者が殺到すれば、その地方全体の医療の質は必然的に低下してしまう。

高知医療センターが進める地元病院への「ブーメラン方式」は、患者にとっても、メリットは大きいことを知る必要があるだろう。

医療過疎地の挑戦

この高知とは若干違うものの、島根県松江市の松江市立病院では、大都市から地元へ「Uターン」治療を行って、成果を挙げている。

「島根というと、すぐ医師不足、高度医療機器不足で、満足ながん治療は受けられないと思われがちですが、実際はそんなことはありません。島根県で無理な高度医療は、東京や大阪など大都市の大病院でやってもらえばいいだけのこと。がんはそうした急性期治療の後も続くのですから、慣れ親しんだ環境で、親族も近くにいる地元に帰ってきて、治療を継続するほうが、心理的に安定する人が多い」

と、緩和ケア科の安部睦美科長(写真)は、山陰につきまとう「負」の先入観を否定した。

むしろ、医療連携の基盤さえしっかりしていれば、大都市のように病院間の治療技術格差の当たり外れに患者が泣くこともない。最初から、病院数は限られているので、どこの病院は何ができて、何ができないか、すべてはっきりしているからだ。

看護師にしても、都市圏同様、島根県ですら不足しているのは事実だが、周囲の環境などの面を加味すると、地方のほうが人間味のある看護を受けられる余裕がまだ残っている。

「過疎地ほど、医療の適性度は高いといえます。病院が少ないのですから、どこへ患者を送ればいいか、県下の医師はみんな、知っている。ほとんどが顔見知りの医師ばかりですから、安心して任せられる。医療分散、医療のキャッチボールを上手にしているのが、島根県だと言えるでしょう」(安部科長)

高額な医療機器は大学病院など、数カ所にあればいい。全部の病院が背伸びをして設置する必要はない。その浮いた資金を、人的資源やメンタルケアの充実に使う。いたって合理的な考え方だ。

この基盤整備で、不可欠な要《かなめ》となっているのが、行政の支援だ。島根県では、行政が積極的に医療連携を進めており、全県で医療の質を底上げしている。

その象徴的なものとして、島根県下二二カ所で行われている「がんサロン」がある。これは患者の声から立ち上がったもので、毎回、食事療法、老人医療などテーマを決めて、患者ばかりでなく、医師、看護師、薬剤師など医療従事者も参加して、活発な情報交換、学習の機会を設けている。他県にも同様の集まりはあるが、人口比で言えば島根県が日本一を誇る。イメージとは相反して、島根はがん先進県だったのだ。

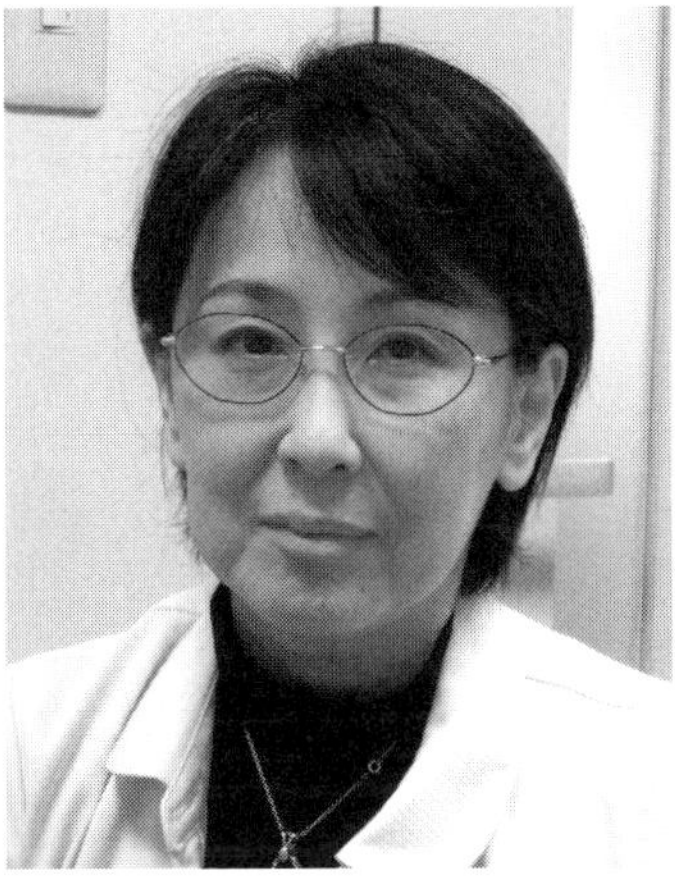

安部睦美科長
（松江市民病院緩和ケア科）

「ある県でも、こうした取り組みをしようとしたところ、「患者が愚痴を言うだけの会につきあえない」と大学病院で断られたそうです。がんの治療には、まず患者の声が大切。その声をあげていかなければ、治療も進展しないのに、残念なことです」（安部科長）

その点、島根県では患者たちが大いに声を出して、「がんサロン」を軌道に載せている。もはや医療は医師だけの技術では、万全とはいえない状況にある。このひとつをとっても、島根県の先進性と行政の支援が大切なことがわかる。

「だからこそ、急性期は大都市で手術などをしても、島根にUターンしてくる患者さんがいるのです。都市部の病院では、担当医でも自分が治療している患者の顔を覚えていないことがしばしば。ところが、ここでは、廊下で会えば、きちんと医師も患者さんと挨拶ができる。そうしたフェイス・トゥ・フェイスの環境は、がんの予後にもいい効果をもたらすに違いありません」(安部科長)

四十代の女性が胃がんになった。手術は大阪で済ませたが、もはや手遅れの状態に近かった。そこで、彼女は故郷である松江に帰ってきた。近くに親がいる。青春時代を過ごした風景がすぐそばにある。それだけで、気持ちが安らかになった。誰しもがんは怖い。一人で死ぬことは容易に受け入れられるものではない。それでも、故郷で過ごす日々は、彼女にとって、安息の時間だった。やがて、彼女は故郷の土に還った。

もっとも、島根方式がすべての県で通用するとは限らない。それぞれの地域ごとの人口密度や医療資源に違いがあるからだ。

安部科長は、緩和ケア病棟を立ち上げるにあたって、東京の桜町ホスピス（東京都小金井市）で研修した。そこでは、『病院で死ぬということ』（文春文庫）の著者で、日本のホスピス普及に大きな貢献をした山崎章郎医師がいた。その山崎氏の薫陶を受けながら、安部科長は、最後にこんなことを言われたそうだ。

「東京で学んだことをすべて島根でやろうとするな。島根には島根のやり方がある。それを自分で作り上げろ」

その言葉を肝に銘じて、安部科長たちは、島根方式を築きあげてきた。

医療も多角化の時代だ。東京のスタンダードに従うだけが、先進医療ではない。東京や大阪でしかできないことはお任せして、その後のフォローは地元で独自に行っていく。島根が実践しているがん治療と心のケアは、まさにそうした流れに沿っているといえる。少ないリソースと不足する人材。そのハンディを背負いながら、地方医療は独自の工夫で、がん治療と心のケアに対処していることがわかった。

ただ、現代医療には様々な暗部が厳然とある。これまで紹介してきた地方の医療でも、逆境を逆手に取ることで、医療の質を下げないギリギリの努力を続けている。

鹿児島県鹿屋市。東京都の面積に匹敵する大隅半島の中心都市だ。大隅半島の人口は約二七万人。ところが、ここは日本でも有数の「医療過疎地」なのである。

鹿屋市にある県民プラザ鹿屋医療センターの原口優清副院長(写真)は、医療的危機を切実な面持ちで訴えた。

「開業医を別にすれば、小児科医はこの病院に勤務する三名のみ。麻酔医一名。産婦人科医も二名しかいません。今は開業医の力でなんとか医療崩壊を免れていますが、その開業医も五十代が中心。あと一〇年したら、高齢の医師たちで、大隅半島の医療を守っていけるのか、不安です」

厳しいのは、がん治療においても同じだ。鹿屋医療センターで治療を受けているのは、六十代から八十代の患者たちが中心だが、外科医は原口副院長以下四人で、日々の仕事量は多い。そのため、連日、深夜帰宅や残業を余儀なくされている。救急の手術に備えて、ゆっくり自宅でくつろぐこともできない状態だ。

当然、それは心のケアにも影響している。看護師たちが献身的にバックアップしているが、精神科医は、車で九〇分離れた場所にいる非常勤医が一人だけ。そのため、心のケアも万全とは言い難い。

苦渋に満ちた口調で、原口副院長は、ある失敗例を話してくれた。

「七十代男性で消化器系のがんでした。悪性だったため、患者さんは手術を希望していたのですが、腫瘍から動脈への浸潤の可能性があり、この病院での手術は困難と判断して、大学病院で検査をしてもらいました。その結果も、やはり手術は無理で、放射線治療と抗がん剤投与を行ったのですが、次第に患者さんは失望感から絶望に至ってしまい、明らかな抑うつ状態を示していました。行動が緩慢になり、気分が低下。食欲もなくなってしまいました。精神科医から抗うつ薬を投与してもらいましたが、効果はあまり見られません。そのうち、副作用で治療を続けることができなくなり、それでまた患者さんは、ひどく気落ちしたようです。自宅に帰れば少しは気持ちも晴れるかと、一時帰宅させたところ、自宅で首つり自殺をしようとしているところを家族に発見されて、危うく命は取り留めたものの、その後も精神的な不調は続き、それに呼応するように体調も悪化して、とうとう亡くなってしまったのです。もし、早期に心のケアをしてあげられたら、たとえ死期が迫っ

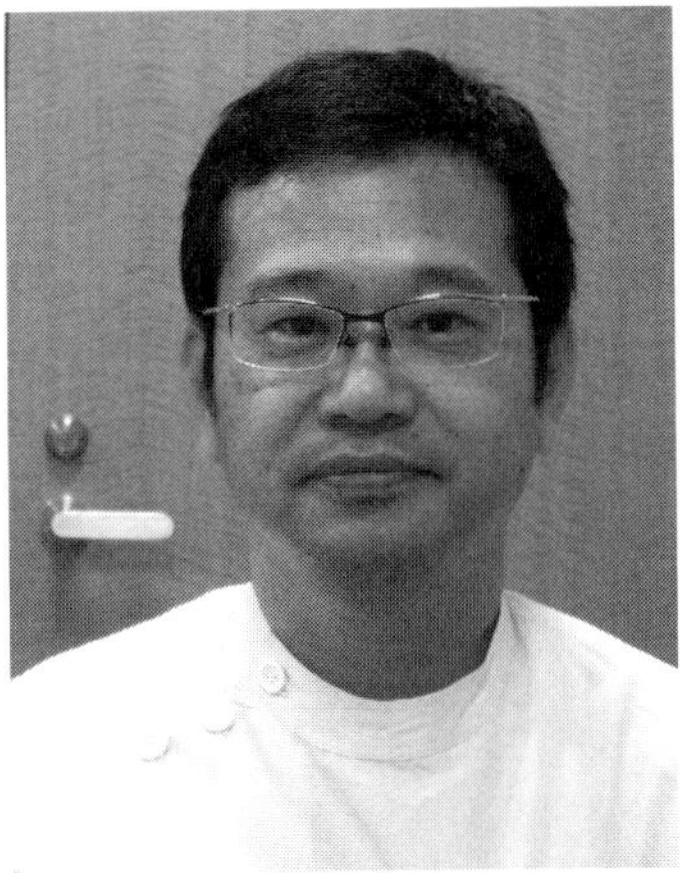

原口優清副院長
（県民プラザ鹿屋医療センター）

ていたとしても、もう少し延命できたかもしれないと、今でも残念でしかたありません」

この一件があってから、原口副院長以下、病院スタッフは、適切な心のケアの重要性を再認識して、できるだけ患者の悩みを聞くようにつとめた。それでも、心理士すらいない病院では、看護師も忙しい業務の中、すべての患者が訴える声を聞くのには、限界がある。その状態は今も続いている。

原口副院長は、無念さをこんな言葉で表した。

「病院全体として、がん患者に対する身体的疼痛ケアは行えるようになってきました。同時に、心のケアの必要性は現場の医療従事者はみんな、感じています。けれども、現在の医療制度では、がんの治療をするのが精一杯で、心のケアまで手が回らない。特にこの病院のように、大隅半島全域の中核病院ともなれば、ありとあらゆる患者がやってくる。がんだけでも、初期から末期と、様々なステージの患者さんがいます。現状では、告知後の患者さんに、心のケアをサポートする体制ができていないため、告知を患者にすべきか、家族にすべきか、迷うことがあります。いずれにせよ、告知の現場では、家族のサポートは重要だと考えています。それも時代と共に変化していくでしょう。若者は都会に出て行く。残るのは、高齢者の一人暮らしばかり。そうなると、心のケアはますます難しくなってきます。精神科医や心理士を雇いたくても、採算が取れず、外科で病状を説明するのに一時間以上、要することもあります。本来、六人でやるべき仕事を今は四人でやっているんです。それというのも、新しい研修医制度に変わって、医学部を出た研修医が、ほとんど都市部に研修へ行ってしまい、こんな過疎地では経験が積めないからと、敬遠されてしまう。国の医療制度が抜本的に変わらない限り、医療の質は低下するばかりだと思います」

血を吐くような医療の現実が、現代の日本にある。

がん治療と心のケアは両輪に喩えられるように、もはや不可分の存在として、今後、ますます重要視されていくだろう。国は理念だけ唱えていればいいのだろうか。地域医療の現場では、人的資源もない、時間的余裕もない、切羽詰まった状況を、いつまで見て見ぬふりをするのか。

原口副院長たちは、自分たちの生活を犠牲にして、医療の質を維持しようとしている。その中には、当然、がん患者の心をケアすることも含まれる。どんなに困難でも、がん患者には心のケアが必要だからだ。

「二度と失敗は繰り返したくない」

原口副院長は絞り出すように呟いた。これからのがん治療と心のケアを考える上で、忘れてはならないのは、決して日本の医療体制は、万全ではないということだ。それを整備させるには、国民の声が必要だということを忘れてはいけない。

がん治療と心のケアが歩んできた道、そして将来

内富康介（精神腫瘍医）
国立がんセンター東病院・臨床開発センター
精神腫瘍学開発部部長

がん治療に心のケアを必要とする、という考え方は、欧米のホスピス運動の高まりとともに、定着してきたといえます。一九六七年、ソンダースがイギリスのロンドン郊外に現代の緩和ケアに通じるホスピスを作ったことから、その歴史は始まると考えてもいいでしょう。その後、アメリカで一九七七年、ニューヨークのマンハッタンに精神科スローンケタリングケアセンターという、日本で言えばがんセンターのような国を代表する施設が作られ、心のケアが行われるようになりました。

そうした出発点からして、主に心のホスピスケアは、がんの終末期、もはやこれ以上、抗がん治療の効果が期待できない状況の患者さんが、どうすれば希望を得て、残された命を充実させるかに重心を置いた治療やケアとして始められました。

ですから、やはり告知が大切なポイントになってきます。まだ、抗がん剤の治療がようやく効果が現し始めた当時は、実験的治療という面がありました。それを患者さんに、口頭で言うだけで、行っていいものなのだろうか、という考え方から、心のケアが必要だという方向性が定まってきたといえます。

抗がん剤治療を行うと、単に「この注射をしなさい」というだけでは、耐えられない身体的つらさを伴います。患者さんが納得して、積極的になることで、効果が生まれる、つらい治療も乗り越えられるというポジティブな側面を評価していったのです。

七〇年代後半になると、全米ではほとんどがん告知が一〇〇パーセント行われるようになってきただけに、その告知によって精神的な喪失感が顕在化してきました。なんとなく不安、というよりも、はっきりとがんによって失うだろう、将来の自分を直視することで、患者さんがうつ症状を示すことがわかって、ずいぶんとうつの研究がなされたのです。うつになると、自殺の危険性が高まります。それくらい、うつは患者さんに精神的なダメージを与えてしまう。これをなんとかしなくてはいけない、という必要性が生じてきました。身体の痛みはある程度、想定内ですが、心の痛みは激痛でいつ終わるかわからない。がん治療において、患者さんは治療を行うことで、将来があるから、今のつらい治療を受ける、いわば交換条件、トレード・オフをします。それがうつになると、明日のことより、今のつらさが耐えられないのですから、たとえれば、一カ月後に一〇万円手に入るより、今日の一〇〇〇円をなんとかしたい、といった気持ちになります。

うつになると、物事を考える幅が非常に狭く、悪い方向にばかり向いてしまいます。そのため、身体の痛みも一層、つらく感じられてくる。精神面で前向きになれないため、社会的にも人と諍いを起こしたり、もしくはまったく人と接することを忌避して、引きこもりになったりしていく。自分の人生をすべてネガティブに評価して、何もいいことをしてこなかったと悩み、迷惑をかけるだけの存在ならば、まだ身体がしっかりしているうちに、将来の苦痛から逃れたい一心で、自殺を図ろうとする気持ちに陥ってしまいます。生活の質が低下することで、長さ(時間)も短縮されていく。そうした問題に、がん治療が直面して、心もケアする必要性が唱えられたわけです。

もっとも、今のところ、精神的なケアによって、がんそのものが改善される、あるいはがんの進行を抑える効果があるといった医学的な証明はされていません。

あくまで、がん治療をスムーズに行うためには、心のケアをしたほうが、しないよりはずっといいという程度の効果ですが、心のケアをすることで、がん治療の導入が遅くなることを防いだり、治療自体から脱落したりしないようになるという点が、心のケアでは重視されます。

サイコオンコロジーという考え方

こうした欧米の医学的趨勢が高まり、一九八四年には「国際サイコオンコロジー学会」ができました。それ以前から、日本では神戸の開業医で河野博臣さんが中心になって、七七年に「日本死の臨床研究会」が創設されています。そうした下地があったので、日本も八六年には「日本サイコオンコロジー学会」を立ち上げることになります。

当初は、ホスピスケアをめぐって、がん告知の是非や疼痛治療、そして死ぬ直前まで抗がん剤投与や手術をする治療の意味などが主に論議されていました。その頃の日本では、まだがん告知が二割から三割くらいしか進んでいなかったせいもありますね。早期のがんについては、ほとんど告知をしていなかった時代でしたから。心のケアに関しては、最初に日本人が抱いていたイメージとは、終末期、ターミナルケアが中心でした。

しかし、がん治療は生存期間という物差しだけで考えればいいのか、という疑問が出てくるようになりました。死ぬ直前まで手術したり、化学療法をしていたのは、一日でも長く生きれば良しとする物差ししか、当時はなかったためです。けれども、その物差しだけではいけない、生活の質(QOL)も考えなければならないのではないか、という視点が生まれて、物差しが生命の長さと質の二つになりました。そこで心のケアがリンクしてくるのです。

身体と心を分けて考えるのか、一緒に考えるのか。身体を一日でも長らえられる上で、QO

しが良ければ、さらに上乗せができるのではないか、つまり心の問題は身体と分けて考えるのではなく、同時に考えるべきだ、という主張が出はじめました。ただ、そうなると精神科医が介入してくる。それに対してがん治療の現場からは、なんで精神科医が入ってくるのだ、という拒否反応があったのも確かです。がん治療は精神病と関係ないという意見もありました。まあ、これは新規参入してくる精神科医に対して、従来のがん治療をしてきた保守勢力としては、当然の反応かもしれません。がん治療といえば、外科医が中心で、せいぜい看護師が精神面でのフォローを受け持つと考えられていましたから。

ただ、先に挙げた「日本死の臨床研究会」など医療現場からは、心のケアが必要だという声はすでに出ていました。特に告知に際しての患者さんが抱く精神的ダメージをどうするか、という問題意識は強かったですね。

告知というと、すぐ死をイメージしてしまいがちですが、がんを疑う検査の説明・がんの告知・再発・終末期に移行する進行と、告知にも段階があります。このうち、最初の検査はともかく、残りの三つが患者さんにとっては、大きなBADニュースです。特に、再発はショックを受けられる方が多いですね。これは一通り、がん治療を経験することで、がんに関する知識が増えていますから、再発となれば死に直結する、もはや死を否定できないと考えて、頭の中が真っ白になって、一層深刻に受け止めてしまうと患者さんたちはよく言っています。もしかしたら、自分のがんは良くなるのではないか、とポジティブにとらえる患者さんもいますが、たいていは悪いほうに傾いてしまう。そのせいで、うつや自殺の危険性が高まるのです。

しかしながら、自殺の危険が最も高まるのは、最初の告知後三～六カ月ぐらい。初回治療が終わって、自分の治療は外科手術ではなかった、手術では取り切れなかったとわかって、絶望してしまう。再発や進行など終末期をゆっくり、淡々と二年から四年程度、時間をかけて迎えた患者さんは、知識が非常に豊富ですし、何回も死と対峙する心の準備運動をしていますので、自殺の危機を乗り越えられる人が多いですが、初めてがんだと言われた時、あまり免疫がない状況で、「外科手術はしないということは、治らないんだ」と思って、家に帰り、一人でいると、なんとなく社会からも距離ができてしまったように感じられてしまう。家庭内でも自分一人が、ポツリと取り残された気持ちになって、そういう時の自殺が一番多いですね。

トータルケアとしてのがんサポート

死を覚悟するほどの心の痛み。日本人の場合は、人に迷惑をかけてまでも生きたくないという心理があります。申し訳ない。まだ身体が動けるうちに、自分の始末をつけておきたいと考えてしまいがちです。

今のがん治療は、急性期を過ぎると退院を求められる。そうすると、途端につらくなる患者さんが増えます。このことを泳ぎ方で表現した人がいますが、言うなれば病院というのは、コンクリートで床がしっかり作られていて、足が届くプールみたいなものだと。二四時間、看護師もいれば、医師も駆けつけてくれる。がん治療を続けている先輩患者もいる。ところが、外来治療になると、プールからいきなり、海の沖に放り出されるような感覚になってしまいます。それまで安心していられた足場がなくなって、一人ぼっちで海の中を必死に泳がなければならない。これは精神的につらいでしょう。この一〇年の間に、どんどんがん治療の入院期間が短くなって、急に外来治療と言われても、患者さんは戸惑ってしまうわけです。小学生からそういうものだと教わっていればまだしも、がんというのは、晴天の霹靂のように降りかかってくるものですから、大多数の人は詳しい予備知識がない。医師から見捨てられたという風に感じる人は多いのでないでしょうか。

その不安感に悩む中でも、特に厄介なのが、自分一人だけがんになったという孤独感にさいなまれる患者さんが多いこと。その寂しさを解消する意味において、サポートグループが果たす役割は大きいですね。先輩患者から道しるべを提供していただく。また、医療従事者と時間は短くても密度の濃いコミュニケーション技術を身につける、ということも効果があります。

一種の双方向医療です。がん治療は、チーム医療ですから、主治医や看護師の他にも、ソーシャルワーカー、心理士、精神科医といったいろいろな職種がいます。そうした医療資源を利用できるだけ利用していただきたい。

それは、医療従事者側にも言えることです。心のケアも四段階ありまして、まずファーストレベルとして、すべての医療従事者が身につけなければいけない基本的な挨拶に始まり、人の痛みに対する共感。そういう基本的なところがまず押さえられていれば、患者さんの悩みに対応できます。がんを告知されて、頭が真っ白になったら、病院の医師や看護師など、誰でもいいから、喋るだけ喋って、口を挟まれずにとにかく聞いてもらうようにしてもらいたいですね。それだけで心のケアになるのが、まず半数以上の患者さんではないでしょうか。

そしてセカンドレベルになると、もうちょっと医療従事者も技術を上げて、がん告知後のつらい状況にある患者さんたちの声をしっかり聞く。それには、がん治療に携わる医師を含め、がん専門看護師や認定看護師、ソーシャルワーカーが最適でしょうか。さらに、最終的なレベルとしては、心理士・精神科医、リエゾン精神専門看護師がケアの中心になる。精神科医は抗うつ薬が必要な重度のうつや自殺したいという気持ちを受け持ち、心理士はそれより少し軽いくらいのうつ、いわゆる適応障害程度を扱う。ただ、日本の医療は、医師を頂点としたヒエラルキーがまだ厳然とあって、心理士のステイタスが低いので、この点は今後、検討していってもらいたいですね。

このような、医療従事者側のコミュニケーションスキルを上げるために、全国五カ所で頻繁に研修会が行われています。そこで、コミュニケーションスキルを向上させる、ファシリテーター（推進役）を育成しています。

とにもかくにも、コミュニケーション！

それと歩調を合わせるように、患者さんご自身が、コミュニケーションスキルを上げる努力をしていただきたいと思います。なにしろ、自分のことですからね。戦前の医学教育では、医師が治療を決めるという頭が固定概念として入っていますが、戦後生まれの患者さんたちが中心になっていく今後は、自分のことは自分で決める。必要があれば、情報を医師からも引き出すけれども、医師だけでなく、多方面から情報を集めて、最終的にその情報はもう一度、医師と話し合って決めるという方向性に、だんだんとなっていくのではないでしょうか。

がん治療は医師にお任せ医療では駄目です。そもそもお任せできないのではないかと思います。これほど、インターネットや書籍など、いろいろな情報が入ってくる時代なのですから。

患者さんが主体性を持ってくれれば、治療を進める医師の側も助かります。たとえば、まだ若い女性の患者さんがいたとして、Aの治療だと通院で全部できるというので、お子さんの育児に支障を及ぼすことはありませんよ、逆にB治療だと一時期入院しなければなりません、というようにオプションをハッキリ説明できます。患者さんが関心を持っているのは、なにより自分自身のこともありますが、家族・身内には迷惑をかけたくないので、治療を続けていくと、生活がどう変化するかについて知りたい人が多い。ＢＡＤニュースは将来の見通しを根底から覆すものと定義されていますから、なおさら将来への見通しをハッキリ教えてほしいと言われることがあります。将来の見通しについては個人個人によって違うので、それは患者さんがリクエストしないと、医師はきちんと対応できないわけです。

そのためにも、医師と患者さんの双方向のコミュニケーションは大切です。伝達ミスをなくして、情報の交換を円滑にするあの手この手の技術が必要なのではないでしょうか。私たちもあらかじめ、患者さんが知りたい質問を五〇〜六〇問くらい想定したパンフレットを作って、患者さんに渡し、質問したい項目にチェックを入れてもらうような工夫をしています。それでも、医師の方から「質問してもいいですよ」の一言がなければ、質問しにくい。質問することは恥という日本独特のコミュニケーションがあって、なかなか難しいですけれど。

コミュニケーションスキルは、元々の患者さんに備わった性格とも関係していますから、一概に高めようとしても無理があるのが現実です。がんになる前から孤立しやすい人はやっぱり孤立しやすい。がんになったから人が急に変わることは、あまりないですよ。変わるのは、将来に対する見方くらいで、成し遂げたい人生の計画や大事にしておきたい活動の優先順位は変わるものの、性格や人間性が変わることは決してないと思われます。

だから、いたずらにポジティブシンキングを押しつけてはいけない。以前は、がんと闘う意志を持っていたほうが、長生きするというデータがあったので、家族も医療従事者も、「頑張れ頑張れ、前向き前向き」でどんどん前へ進めと促しました。それは心のケアとして楽ですが、逆に患者さんの中には、黙って愚痴を聞いて欲しい人もいる。それはつらいけれど、大切なことなんですよ。

ネガティブなままで、ファイティングスピリットが低いからといって早く死ぬことはありません。もっとも、うつに陥るほど暗くならないように、配慮は必要です。後ろ向きにならず、だからと言って、前向きになる必要はないけれど、検査や治療から即座に撤退するというのは、やりすぎではないかと思いますね。

チーム力の向上のために

がん治療は、現在、チーム医療が常識になっています。ところが、このチーム力をいい具合に保つのが難しい。さきほどのコミュニケーションスキルで話した最も高いレベルが求められます。

今、がんセンターでは、薬剤師さんやソーシャルワーカーが、病棟に出入りするようになってきました。ようやくです。日本は欧米に比べて、四〇〜五〇年、遅れている。その遅れをこれからどうやって埋めていくか。二〇〇二年から日本は緩和ケアチームの中に精神科医を必須としたのは、イギリスでチームを緩和ケア医とナースだけで構成すると、心のケアが遅れることが明らかになって、その失敗を踏まえてです。もちろん、精神科医を必須にしたため、かえって治療が進まないというネガティブな反応も一方ではありますけど、精神科医を入れて進まないチームは、そもそもチームとも言えません。オペ室型のチーム医療は外科医をリーダーにして、一人がしっかりカチッとしていれば、なんとかなりましたが、緩和ケアといった平べったい三角形のチーム医療では、リーダーがしっかりしているというより、チーム全員がお互いの立場を共有して、共感する能力が求められます。

そこで大切なのは、チーム内のコミュニケーションです。お互いの立場を理解する。緩和ケア医は何をすべきか。精神科医は何を受け持つか。そういった立場の違い、役割の違いをきちんと把握する必要がある。そこで、重要な要になるのが、看護師です。私が将来的に作って欲しいと思っているのは、精神腫瘍認定の看護師。心のケアを専門とする看護師というのは今、修士資格を持った精神科専門看護師しかいません。全国で五〇人程度です。そのうちがんに携わっているのは、一〇人もいないでしょう。がん対策基本法ができて、心のケアをしなさいとなっているけれど、精神腫瘍認定看護師については一切、触れられていません。

現状の緩和ケアチームは、四職種なんです。主治医、精神科医、がん専門看護師、薬剤師。

心の専門は四職種のうち一職種しかありません。逆に身体は残り三職種が受け持ちますから、ある程度、レベルは高くなっている。つまり、チーム内で心と身体のスタッフのバランスが悪い。このあたりは、是非、改善していきたい課題です。

がん患者の家族のケア

家族のケアも大切な要素です。これには、たくさん研究報告がありまして、がんの患者さんと等しく家族にもストレスがかかっていると報告されています。たまたま家族の一人にがんが発症した場合、がん細胞があるのは患者さん一人だけれども、ショックは家族全員に等しく起こる。がんの診断後、二カ月から半年後にはもうほぼ同じレベルで、家族も心にダメージを受けています。患者さんのうつを治すと、家族のストレスも減るので、最初のがんの診断時から心の状態を判断して、患者さんと同時に家族の治療を行っていこう、というのが最近の考え方です。患者さんがうつになれば家族もうつになる。

残念ながら、基本の理念は立派ですが、患者さん一人でも大変なところに、その何倍にも達する家族のケアが必要となると、人的資源、心のケアをする専門家を育成するのが、追いついていません。せめて行われているのが、カウンセリングくらい。カウンセリングは何も心理士だけの技術ではなく、医療従事者すべてに不可欠なスキルだと、私は常々言っています。まず寄り添って、どれだけ話を聞けるか、というところから始まります。そして、それに尽きると言ってもいいでしょう。ただ聞くというより、家族一人ひとりの生まれ、育ち、人生における出来事、つまり、オンリーワンの通ってきた道を見通す。その人の人生で、がんという爆弾が投下されて、その心の痛みを感じるためには、その人の背景にある個々の歴史を、医療従事者がしっかり理解していることを患者さんに伝える必要がある。ファーストレベルの共感であり、レベルフォーの共感とも言える。知識で改善することはできないので、医療従事者が患者さんの立場に立って考えるロールプレイングをするしかない。

がん専門医対象のコミュニケーション技術研修会では、その訓練を四人一組でやります。模擬患者を相手に、医師、看護師、家族と役割を交代で決めて、それぞれ一時間のロールプレイを二日間で二回ずつ、やってみるわけです。この人はこういう見通しをどのように伝えているか、と患者の視点でもあったり、他の医師の視点に接したりすることで、いつも苦手だと思っていた自分の行動を変えていくチャレンジを経験できます。この他者の視点を取り入れることこそ、他者に対して共感する第一歩になるのです。その人の人生の重み、視点をこちらが取り込んで相手に伝える。そうした共感こそ、患者さんにとっては、最大限の鎮痛薬になるのではないでしょうか。

家族も「第二の患者」なので、私たちと同じようには対処できません。患者さんが喋ると、不安になって自分も喋る。言い返す。相手の置かれた立場に添って痛みを聞こうとすると、コミュニケーション力と健康がないと無理ですね。

その意味では、医療従事者のＱＯＬは、患者・家族よりも悪い。改善するには、休みを十分にとるしかありません。医療従事者がちゃんと働ける環境がなければ、患者・家族もケアを受けられない。医療従事者が疲れ切っていたら、表面的な冷たいケアになってしまいます。サイコオンコロジーにおける目的のひとつには、医療スタッフの心をケアすることが入っています。最終的には患者にフィードバックできるものとして、医療従事者の心のケアを保たなければいけない。

医師と看護師、それぞれの役割

今後は、化学療法についてならば、薬剤師に聞こうという、ますます専門分化する時代になると思います。少し前までは、医師と看護師しかいなかったのですから、隔世の感があります。

それでも、やはり医師の役割は大きいでしょう。がんについて情報がたくさんあって、伝え方を知らないと、患者さんが置かれている状況を全部伝えられないということもあります。五〇分、がんだけの専門的な知識を羅列して説明しても、伝わらないですよ。残念ながら、それでも構わないとする医師が、まだまだ多いですね。日本人は医師を信じているところがあります。エッセンスを一〇分間、聞かせてもらって、残りの五〇分で将来、起こる生活の変化を説明して欲しいと期待しますが、医師はその方面について専門ではないので勘弁してくれ、となるのは致し方ない。結局、患者さんは、医師に共感して欲しいだけかもしれませんけれどね。

それが無理な時は、看護師に悩みをぶつける。うまくいけばいいですが、必ずしもうまくいくとは言い切れない場合もあります。やはり医師の一言がないと、一生懸命、看護師がフォローしても埋められない不満足感が残る。だからこそ、医師の責任は大きい。いくらチーム医療でも乗り越えられない、役割の垣根を医師は担っているのです。

医師の役割は微妙です。チーム内で、リーダーシップを強くはっきりする面と、すべての職種の人に共通の目標を提示して、それに向かって行こうとエンカレッジすることも求められる。実際は、そうした能力に欠ける人は多いですが。

現状と課題

サイコオンコロジーががん治療に参画していくというのは、がんのみならず、医療への新しいモデル提示になると思います。これからますます、すべての病気で、心の専門家が入っていく必要性は高まっていくでしょう。

現状では、医療従事者も患者さんも、満足のいく治療になるには、四〇〜五〇年はかかるかもしれません。なにしろ、たかだか一〇年ちょっと前は、告知すらない時代だったのですからね。二〇〇七年のがん対策基本法以降、急に医療の現場はどうなっているんだ、とせっつかれても、最初は一五人の精神科医が集まって、サイコオンコロジーが始まったに過ぎないのです。それでも、日本の場合、「日本死の臨床研究会」など、すでに準備期間が十何年もあったからこそ、現在、二百何十人の精神腫瘍医が存在しています。きちんとした方向性を海外から輸入物として取り入れていた功績は大きいでしょう。その点、日本人は得をしていると思います。

ただ、絶対数はまだまだ足りない。けれども、精神科医がいればいいんだ、という硬い考えではなくて、もっと柔軟に考えていったほうが実際的でしょうね。

まず、医療従事者のみならず、患者さんや家族も心のケアという概念をしっかり持つこと。心のケアとは、身体のケアに通じる、両輪のようなものだと私は思います。身体が痛み始め、不快な身体の器に心を入れておくと、心の状態も決して良くない。身体のケアが一番下にあって、その次にうつや脳の病気などがある。とにかく苦しい激痛です。また、お金の問題も大切です。さらに介護、福祉、ソーシャルワーカー、とそれぞれが重層的に解決の道を探っていくことで、初めて世間が言う心のケア、家族や医療従事者とのコミュニケーション、実存的問題の解決などが完成するのではないでしょうか。

医療を変えていくには、診療報酬を変えるのが一番です。現状では臨床心理士は国家資格ではないため、せっかく技術を持っていても、カウンセリング料が高いとか、病院が心理士を雇わないなど、心のケアをしようと思っても上手くいかない。なぜ、国家資格にならないのか、その理由はわかりませんが、医療資源が今後も医師主導型であっては、変化は望めない。とにかく、医療費を増やさないと、心理士もチームに入ってこれません。医師だけを増やしても人件費が高くなるので、チーム医療はある意味人件費を抑えるようにも思えますけれど、そんなにネガティブに考えなくても、ポジティブにチーム医療を考えれば、適正な価格で適正な医療を提供できると思います。

患者さんの意識変化も不可欠な要素じゃないでしょうか。いまだにがんについて、がん細胞を取れば治ると思っている人がいる。あるいは、実際、自分や家族ががんになるまでは、がんでうつになると思っている人は、ほとんどいないと言ってもいいでしょう。がんになっても、うつに気づかない患者さんもいるくらいです。うつという病気があることすら、知らない人も多い。だからと言って、私たちがめげていてはしょうがない。コツコツと啓発環境を開発するしかないですね。

医療従事者のコミュニケーション技術研究会も、こんなに広がるとは思ってもいませんでした。年に一回だったのが年五回になり、規模が大きくなって、そこから育っていくファシリテーターも年間八〇名ほどに達します。全国のがん拠点病院は約三〇〇ちょっとですから、あと何回かやれば、すべての病院にファシリテーターがいることになります。

後は医療費の問題をどうするか、です。一人ひとりにかける金額は、アメリカと日本では、値段が違い過ぎます。アメリカに比べれば、日本はまだ野戦病院に過ぎない。国民皆保険という、国民全体が良質な医療を最低限受けられる制度を続けていたいと願う限り、一人ひとりが負担する医療費を上げる選択をしていかないと、公的支出がどんどんふくらみ、やがて破綻する日も遠くないでしょう。限られた医療費・医師の中で、患者さん自らが無駄を徹底的に省き、自分で治療メニューを選択できるようにする工夫をどうやってしていくかが、今後の課題です。

サイコオンコロジーの会員数は全世界で約五〇〇〇人います。日本はそのうち一二〇〇人で、最も多い。「日本死の臨床研究会」やホスピスケアをやっておられた先生方がサイコオンコロジーを立ち上げたので、スタートはニーズが多いところから始まりました。海外の場合はむしろ逆に、精神科医・心理士が専門的見地で必要性を高めてきたから、なかなかサイコオンコロジストの数が増えにくいという事情があります。日本の場合は当事者の外科医、看護師が一時期にこぞって始めたという経緯があるので、急速に広まってきました。

ただ、懸念されるのは、同じ医療費・同じ病院・同じベッド数でこれから団塊世代が現在の二倍くらいがん患者になってくると、単純に考えて入院日数を更に半分減らすしかない。そうなると、心のケアも半分でいいのかとなります。

もし、そうなった時、心のケアは誰が担うかと言えば、コミュニティしかないですね。地域や職場。お金ではなく、意識の問題として、心のケアということについて、もっと真剣に考えていかなければいけないでしょう。

本書を書き終えて

私の父は前立腺癌で死んだ。

本人の希望で、疼痛管理だけして、延命治療はしない方針をとった。

短い期間だったが、私は父と静かな時間を過ごした。

父がその時、何を思っていたのか、息子の私は知る術もない。

がんは身体を蝕むだけでなく、心にも大きな痛手を与える。

早期に発見されて、治癒が可能になったとしても、うつなどの症状に苦しむ患者は多い。いや、苦しまない患者はいないのではないだろうか。

精神腫瘍学(サイコオンコロジー)という概念が、がん治療に導入されてきた。がんに伴って起きる心の不調に対処するのが、精神腫瘍学だ。

しかし、精神腫瘍医の数は限られており、現状はすべての患者が心のケアを受けているとは言い難い。

その代わり、看護師や心理士など、コメディカルの立場から、患者の心をケアする努力が続けられている。

あるいは、内科医、外科医など、精神科とは違う科目の医師が、患者の心を見守っている。終末期を担当する緩和ケア医もそうした医師に含まれる。

これまで、がんになったら、痛みを耐える、という概念しか考えられてこなかった。しかし、痛みは心にもある。心の痛みも緩和してこそ、本当のがん治療と言えないか。

そんな思いを抱いて、精神腫瘍医、看護師、緩和ケア医、心理士など、様々な職域の人々に取材を行い、がん治療における心のケアはどうなっているのかをつぶさにレポートしたのが本書である。

もちろん、がんになってしまった患者の声も集めた。

そこには、死にたくない、生きていたい、という切実な心の叫びがあった。

本書は、精神腫瘍医のような専門家が書いた本ではない。ジャーナリストという第三者の目から、がん治療と心のケアの現状を報告する、日本で最初の本である。

どうか、がん治療と心のケアは両輪のように、どちらも大切だと認識を新たにしていただきたい。

父は、薄らぐ意識の中、最後に子どものような声で叫んだ。

「お母さん、つらいよ」

この言葉を、私は決して忘れられない。

穏やかそうに振舞っていた父の心は、平穏ではなかったのだ。

そのつらさを私は気づかなかった。

本書は多くのがん患者、そして家族だけでなく、がん社会を生きる日本人全体に、心のケアが大切なことを訴えたいと思っている。

父のつらさを理解できなかった息子の無念を晴らす意味でも。

上野　玲

二〇一〇年二月

がん患者、お金との闘い　札幌テレビ放送取材班　四六判一六〇頁　定価一六八〇円

新版 病院で聞くことば辞典　浜六郎著　四六判二六四頁　定価一九九五円

医療のこと、もっと知ってほしい　山岡淳一郎著　岩波ジュニア新書　定価八一九円

がん緩和ケア最前線　坂井かをり著　岩波新書　定価七七七円

がんとどう向き合うか　額田勲著　岩波新書　定価七七七円

ためらいの看護 臨床日誌から　西川勝著　四六版二四〇頁　定価二四一五円

岩波書店刊

定価は消費税5%込です
2010年2月現在

上野　玲

1962年東京生まれ.
早稲田大学第一文学部(現, 文学部)卒.
ジャーナリスト.
主な著書に「誤解だらけのうつ治療」(精神科医蟻塚亮二氏との共著・集英社),「行動するうつへ」(日本評論社),「僕のうつうつ生活, それから」(並木書房)など多数.

ルポ がんの時代, 心のケア

2010年2月9日　第1刷発行

著　者　上野《うえの》　玲《れい》

発行者　山口昭男

発行所　株式会社 岩波書店
〒101-8002 東京都千代田区一ツ橋 2-5-5
電話案内 03-5210-4000
http://www.iwanami.co.jp/

印刷・理想社　カバー印刷・NPC　製本・中永製本

ISBN 978-4-00-025783-1　　Printed in Japan

【全国の緩和ケア施設一覧】

このリストは，ＮＰＯ法人「日本ホスピス緩和ケア協会」に属している「正会員」のなかで，国が定める緩和ケア基準を満たした病院です．詳細については，各病院にお問い合わせください．（2010 年 1 月現在）

http://www.hpcj.org/

〔緩和ケア病棟入院料届出受理施設〕

【北海道】

▶医療法人 **東札幌病院**

〒003-8585　札幌市白石区東札幌 3 条 3-7-35

TEL 011-812-2311

FAX 011-823-9552

▶医療法人 **恵佑会札幌病院**

〒003-0027　札幌市白石区本通 14 丁目北 1-1

TEL 011-863-2101

FAX 011-864-1032

▶医療法人潤和会 **札幌ひばりが丘病院**

〒004-0053　札幌市厚別区厚別中央 3 条 2-12-1

TEL 011-894-7070

FAX 011-894-7657

▶札幌医療生活協同組合 **札幌南青洲病院**

〒004-0801　札幌市清田区里塚一条 2 丁目 20-1

TEL 011-883-0602

FAX 011-883-0642

▶社団法人北海道勤労者医療協会 **勤医協中央病院**

〒007-8505　札幌市東区伏古 10 条 2 丁目 15-1

TEL 011-782-9111

FAX 011-781-0680

▶国家公務員共済組合連合会 **KKR 札幌医療センター**

〒062-0931　札幌市豊平区平岸 1 条 6 丁目 3-40

TEL 011-822-1811

FAX 011-841-4572

▶医療法人敬仁会 **函館おしま病院**

〒040-0021　函館市的場町 19 番 6 号

TEL 0138-56-2308

FAX 0138-56-2316

▶医療法人聖仁会 **森病院**

〒041-0801　函館市桔梗町 557

TEL 0138-47-2222

FAX 0138-47-2200

▶医療法人洞仁会 **洞爺温泉病院**

〒049-5892　虻田郡洞爺湖町洞爺町 54-41

TEL 0142-87-2311

FAX 0142-87-2260

▶医療法人母恋 日鋼記念病院

〒051-8501 室蘭市新富町1-5-13

TEL 0143-24-1331

FAX 0143-22-5296

【青森県】

▶社団法人慈恵会 青森慈恵会病院

〒038-0021 青森市大字安田字近野146-1

TEL 017-782-1201

FAX 017-766-7860

▶医療法人ときわ会 ときわ会病院

〒038-1216 南津軽郡藤崎町大字榊字亀田2の1

TEL 0172-65-3771

FAX 0172-65-3773

【岩手県】

▶社団医療法人啓愛会 孝仁病院

〒020-0052 盛岡市中太田泉田28番地

TEL 019-656-2888

FAX 019-656-2909

▶岩手県立中部病院

〒024-8507 北上市村崎野17地割10番地

TEL 0197-71-1511

FAX 0197-71-1414

▶国立大学法人 東北大学医学部付属病院 緩和ケアセンター

〒980-8574 仙台市青葉区星陵町1-1

TEL 022-717-7986

FAX 022-717-7989

▶財団法人 光ヶ丘スペルマン病院

〒983-0833 仙台市宮城野区東仙台6-7-1

TEL 022-257-0231

FAX 022-257-0201

▶宮城県立がんセンター

〒981-1293 名取市愛島塩手字野田山47-1

TEL 022-384-3151

FAX 022-381-1168

【山形県】

▶山形県立中央病院

〒990-2292 山形市青柳1800

TEL 023-685-2626

FAX 023-685-2626

▶財団法人 三友堂病院

〒992-0045 米沢市中央6丁目1番219号

TEL 0238-24-3708

FAX 0238-24-3708

【秋田県】

▶医療法人惇慧会 外旭川病院

〒010-0802 秋田市外旭川字三後田142

TEL 018-868-5511

FAX 018-868-5577

【福島県】

▶財団法人慈山会医学研究所附属 坪井

病院

〒963-0197　郡山市安積町長久保1-10-13

TEL 024-946-0808

FAX 024-947-0035

【茨城県】

▶医療法人 **つくばセントラル病院**

〒300-1211　牛久市柏田町1589-3

TEL 029-872-1771

FAX 029-874-4763

▶**筑波メディカルセンター病院**

〒305-8558　つくば市天久保1-3-1

TEL 029-851-3511

FAX 029-858-2773

▶恩賜財団済生会 **水戸済生会総合病院**

〒311-4198　水戸市双葉台3-3-10

TEL 029-254-5151

FAX 029-254-0502

【栃木県】

▶**栃木県立がんセンター**

〒320-0834　宇都宮市陽南4-9-13

TEL 028-658-5151

FAX 028-658-5669

▶社会福祉法人恩賜財団済生会 **栃木県済生会宇都宮病院**

〒321-0974　宇都宮市竹林町911-1

TEL 028-626-5500

FAX 028-626-5594

▶**自治医科大学附属病院**

〒329-0498　下野市薬師寺3311番地の1

TEL 0285-44-2111

【群馬県】

▶**公立富岡総合病院**

〒370-2393　富岡市富岡2073-1

TEL 0274-63-2111

FAX 0274-64-3377

▶独立行政法人国立病院機構 **西群馬病院**

〒377-8511　渋川市金井2854

TEL 0279-23-3030

FAX 0279-23-2740

【埼玉県】

▶医療法人一心会 **上尾甦生病院**

〒362-0051　上尾市地頭方421-1

TEL 048-781-1101

FAX 048-781-1251

▶**埼玉県立がんセンター**

〒362-0806　北足立郡伊奈町大字小室818

TEL 048-722-1111

FAX 048-722-1129

【千葉県】

▶**千葉県がんセンター**

〒260-8717　千葉市中央区仁戸名町666-2
TEL 043-264-5431
FAX 043-262-8680

▶医療法人社団翠明会 **山王病院**
〒263-0002　千葉市稲毛区山王町166-2
TEL 043-421-2221
FAX 043-421-3072

▶**国立がんセンター東病院**
〒277-8577　柏市柏の葉6-5-1
TEL 0471-33-1111
FAX 0471-33-1598

▶**聖隷佐倉市民病院**
〒285-8765　佐倉市江原台2-36-2
TEL 043-486-1151
FAX 043-486-8696

▶総合病院 **国保旭中央病院**
〒289-2511　旭市イの1326
TEL 0479-63-8111
FAX 0479-63-8580

▶国保直営総合病院 **君津中央病院**
〒292-8535　木更津市桜井1010
TEL 0438-36-1071
FAX 0438-36-0890

【東京都】

▶財団法人 **聖路加国際病院**
〒104-8560　中央区明石町9-1
TEL 03-3541-5151
FAX 03-3544-0649

▶財団法人ライフ・エクステンション研究所 **永寿総合病院**
〒111-8656　台東区東上野2-23-16
TEL 03-3833-8381
FAX 03-3831-9488

▶社会福祉法人賛育会 **賛育会病院**
〒130-0012　墨田区太平3-20-2
TEL 03-3622-9191
FAX 03-3623-9736

▶株式会社東芝 **東芝病院**
〒140-8522　品川区東大井6-3-22
TEL 03-3764-0511
FAX 03-3764-3415

▶NTT東日本株式会社 **NTT東日本関東病院**
〒141-8625　品川区東五反田5-9-22
TEL 03-3448-6100
FAX 03-3448-6098

▶医療法人社団佑和会 **木村病院**
〒146-0083　大田区千鳥2丁目39番10号
TEL 03-3758-2671
FAX 03-3758-2664

▶**日本赤十字社医療センター**
〒150-8935　渋谷区広尾4丁

目1-22

TEL 03-3400-1311

FAX 03-3409-1604

▶**東京厚生年金病院**

〒162-8543　新宿区津久戸町5番1号

TEL 03-3269-8111

FAX 03-3260-7840

▶宗教法人立正佼成会附属 **佼成病院**

〒164-8617　中野区弥生町5丁目25番15号

TEL 03-3383-1281

FAX 03-3382-8972

▶宗教法人救世軍 **救世軍ブース記念病院**

〒166-0012　杉並区和田1丁目40-5

TEL 03-3381-7236

FAX 03-5385-0730

▶医療法人財団アドベンチスト会 **東京衛生病院**

〒167-8507　杉並区天沼3-17-3

TEL 03-3392-6151

FAX 03-3392-1463

▶社会福祉法人聖ヨハネ会 **総合病院桜町病院**

〒184-8511　小金井市桜町1-2-20

TEL 042-388-2888

FAX 042-388-2188

▶医療法人社団崎陽会 **日の出ヶ丘病院**

〒190-0181　西多摩郡日の出町大久野310

TEL 042-597-0811

FAX 042-597-2110

▶**公立阿伎留医療センター**

〒197-0834　あきる野市引田78番地1

TEL 042-558-0321

FAX 042-550-5190

▶宗教法人 **救世軍清瀬病院**

〒204-0023　清瀬市竹丘1-17-9

TEL 0424-91-1411

FAX 0424-91-3900

▶社会福祉法人信愛報恩会 **信愛病院**

〒204-0024　清瀬市梅園2-5-9

TEL 0424-91-3211

FAX 0424-91-3214

▶独立行政法人国立病院機構 **東京病院**

〒204-8585　清瀬市竹丘3-1-1

TEL 0424-91-2111

FAX 0424-94-2168

▶医療法人 **聖ヶ丘病院**

〒206-0021　多摩市連光寺2-69-6

TEL 0423-38-8111

FAX 0423-38-8118

【神奈川県】

▶全社連 川崎社会保険病院
〒210-0822 川崎市川崎区田町2-9-1
TEL 044-288-2601
FAX 044-299-1138

▶川崎市立井田病院 かわさき総合ケアセンター
〒211-0035 川崎市中原区井田2-27-1
TEL 044-766-2188
FAX 044-788-0231

▶学校法人 昭和大学横浜市北部病院
〒224-8503 横浜市都筑区茅ヶ崎中央35-1
TEL 045-949-7000
FAX 045-949-7117

▶社会福祉法人日本医療伝道会 総合病院衣笠病院
〒238-8588 横須賀市小矢部2-23-1
TEL 046-852-1182
FAX 046-852-1183

▶横浜市立みなと赤十字病院
〒231-8682 横浜市中区新山下3-12-1
TEL 045-628-6100
FAX 045-628-6101

▶神奈川県立がんセンター
〒241-0815 横浜市旭区中尾1-1-2
TEL 045-391-5761
FAX 045-361-4692

▶医療法人社団聖仁会 横浜甦生病院
〒246-0031 横浜市瀬谷区瀬谷4-30-30
TEL 045-302-5001
FAX 045-303-5736

▶医療法人社団若林会 湘南中央病院
〒251-0056 藤沢市羽鳥1丁目3番43号
TEL 0466-36-8151
FAX 0466-35-2886

▶医療法人社団康心会 湘南東部総合病院
〒253-0083 茅ヶ崎市西久保500
TEL 0467-83-9111
FAX 0467-83-9114

▶財団法人ライフプランニングセンター ピースハウス病院
〒259-0151 足柄上郡中井町井ノ口1000-1
TEL 0465-81-8900
FAX 0465-81-5520

【新潟県】

▶医療法人崇徳会 長岡西病院
〒940-2081 長岡市三ツ郷屋町371-1
TEL 0258-27-8500
FAX 0258-27-8509

▶医療法人社団白美会 **白根大通病院**
〒950-1407　新潟市南区鷲ノ木新田5175番地
TEL 025-362-0260
FAX 025-362-0272

▶新潟県厚生農業協同組合連合会 **新潟医療センター**
〒950-2022　新潟市西区小針3-27-11
TEL 025-232-0111
FAX 025-231-3431

▶さくら福祉保健事務組合 **南部郷厚生病院**
〒959-1765　五泉市愛宕甲2925-2
TEL 0250-58-6111
FAX 0250-58-7300

【富山県】

▶**富山県立中央病院**
〒930-8550　富山市西長江2-2-78
TEL 0764-24-1531
FAX 0764-22-0667

▶**富山市立富山市民病院**
〒939-8511　富山市今泉北部町2-1
TEL 076-422-1112
FAX 076-422-1371

【福井県】

▶**福井県立病院**
〒910-8526　福井市四ツ井2丁目8-1
TEL 0776-54-5151
FAX 0776-57-2945

▶**福井県済生会病院**
〒918-8503　福井市和田中町舟橋7-1
TEL 0776-23-1111
FAX 0776-28-8518

【石川県】

▶社会福祉法人恩賜財団済生会 **石川県済生会金沢病院**
〒920-0353　金沢市赤土町ニ13-6
TEL 076-266-1060
FAX 076-266-1070

【長野県】

▶医療法人愛和会 **愛和病院**
〒380-0902　長野市大字鶴賀1044-2
TEL 026-226-3863
FAX 026-223-7168

▶特定医療法人 **新生病院**
〒381-0295　上高井郡小布施町851
TEL 026-247-2033
FAX 026-247-4727

▶**組合立諏訪中央病院**
〒391-8503　茅野市玉川4300
TEL 0266-72-1000
FAX 0266-82-2922

▶**健康保険岡谷塩嶺病院**

〒394-8588　岡谷市内山4769
TEL 0266-22-3595
FAX 0266-22-3599

【山梨県】

▶山梨県立中央病院
〒400-0027　甲府市富士見1丁目1-1
TEL 055-253-7111
FAX 055-253-8011

【岐阜県】

▶医療法人社団誠広会 岐阜中央病院
〒501-1198　岐阜市川部3-25
TEL 058-239-8111
FAX 058-239-8216

【静岡県】

▶静岡県立 静岡がんセンター
〒411-8777　駿東郡長泉町下長窪1007
TEL 055-989-5222
FAX 055-989-5783

▶財団法人 神山復生病院
〒412-0033　御殿場市神山109
TEL 0550-87-0004
FAX 0550-87-5360

▶社会福祉法人聖隷福祉事業団 総合病院聖隷三方原病院
〒433-8558　浜松市三方原町3453
TEL 053-436-1251
FAX 053-438-2971

【愛知県】

▶独立行政法人国立病院機構 豊橋医療センター
〒440-8510　豊橋市飯村町字浜道上50番地
TEL 0532-62-0301
FAX 0532-62-3352

▶愛知県がんセンター愛知病院
〒444-0011　岡崎市欠町字栗宿18番地
TEL 0564-21-6251
FAX 0564-21-6467

▶愛知県厚生農業協同組合連合会 安城更生病院
〒446-8602　安城市安城町東広畔28番地
TEL 0566-75-2111
FAX 0566-76-4335

▶名古屋第一赤十字病院
〒453-8511　名古屋市中村区道下町3の35
TEL 052-481-5111
FAX 052-482-7733

▶社団法人日本海員掖済会 名古屋掖済会病院
〒454-8502　名古屋市中川区松年町4丁目66
TEL 052-652-7711
FAX 052-652-7783

▶みなと医療生活協同組合 協立総合病院

〒456-8611　名古屋市熱田区五番町4-33
TEL 052-654-2211
FAX 052-651-7210

▶南医療生活協同組合 **総合病院南生協病院**
〒457-8540　名古屋市南区三吉町6丁目8番地
TEL 052-611-6111
FAX 052-612-9592

▶社会福祉法人聖霊会 **聖霊病院**
〒466-8633　名古屋市昭和区川名山町56
TEL 052-832-1181
FAX 052-832-1181

▶医療法人財団愛泉会 **愛知国際病院**
〒470-0111　日進市米野木町南山987-31
TEL 0561-73-3191
FAX 0561-73-7728

▶**津島市民病院**
〒496-8537　津島市橘町3丁目73番地
TEL 0567-28-5151
FAX 0567-28-5053

▶愛知県厚生農業協同組合連合会 **海南病院**
〒498-8502　弥富市前ヶ須町南本田396
TEL 0567-65-2511
FAX 0567-67-3697

【三重県】

▶社会福祉法人鈴鹿聖十字会 **三重聖十字病院**
〒510-1232　三重郡菰野町宿野1219-1
TEL 059-391-0123
FAX 059-394-4111

▶**藤田保健大学　七栗サナトリウム**
〒514-1295　津市大鳥町424番地の1
TEL 059-252-1555
FAX 059-252-1383

▶**松阪厚生病院**
〒515-0044　松阪市久保町1927-2
TEL 0598-29-1311
FAX 0598-29-1353

▶**松阪市民病院**
〒515-8544　松阪市殿町1550番地
TEL 0598-23-1515
FAX 0598-21-8751

【滋賀県】

▶**大津市民病院**
〒520-0804　大津市本宮2-9-9
TEL 077-522-4607
FAX 077-521-5414

▶**彦根市立病院**
〒522-8539　彦根市八坂町1882

TEL 0749-22-6050
FAX 0749-26-0754

▶財団法人近江兄弟社 **ヴォーリズ記念病院**
〒523-8523 近江八幡市北之庄町492
TEL 0748-32-5211
FAX 0748-32-2152

▶**滋賀県立成人病センター**
〒524-8524 守山市守山5丁目4-30
TEL 077-582-5031
FAX 077-582-5426

【京都府】

▶財団法人 **薬師山病院**
〒603-8479 京都市北区大宮薬師山西町15
TEL 075-492-1230
FAX 075-495-1189

▶財団法人日本バプテスト連盟医療団 **総合病院日本バプテスト病院**
〒606-8273 京都市左京区北白川山ノ元町47
TEL 075-781-5191
FAX 075-701-9996

▶医療法人社団洛和会 **洛和会音羽記念病院**
〒607-8116 京都市山科区小山鎮守町29番1
TEL 075-594-8010
FAX 075-593-8035

【大阪府】

▶宗教法人在日本南プレスビテリアンミッション **淀川キリスト教病院**
〒533-0032 東淀川区淡路2-9-26
TEL 06-6322-2250
FAX 06-6324-6539

▶医療法人社団 **湯川胃腸病院**
〒543-0033 大阪市天王寺区堂ヶ芝2丁目10番2号
TEL 06-6771-4861
FAX 06-6771-4882

▶医療法人ガラシア会 **ガラシア病院**
〒562-8567 箕面市粟生間谷西6-14-1
TEL 072-729-2345
FAX 072-728-5166

▶**高槻赤十字病院**
〒569-1096 高槻市阿武野1丁目1-1
TEL 072-696-0571
FAX 072-696-1228

▶医療法人協仁会 **小松病院**
〒572-8567 寝屋川市川勝町11-6
TEL 072-823-1521
FAX 072-823-1588

▶特定医療法人同仁会 **耳原総合病院**
〒590-8505 堺市協和町4丁465
TEL 072-241-0501

FAX 072-244-3577

▶医療法人盈進会 **岸和田盈進会病院**

〒596-0003　岸和田市中井町1-12-1

TEL 072-443-0081

FAX 072-444-9441

▶医療法人錦秀会 **阪和第二泉北病院**

〒599-8271　堺市中区深井北町3176番地

TEL 072-277-1401

FAX 072-278-5130

【奈良県】

▶**国保中央病院**

〒636-0302　磯城郡田原本町大字宮古404-1

TEL 0744-32-8800

FAX 0744-32-8811

【和歌山県】

▶独立行政法人国立病院機構 **南和歌山医療センター**

〒646-8558　田辺市たきない町27番1号

TEL 0739-26-7050

FAX 0739-24-2055

▶医療法人南労会 **紀和病院**

〒648-0085　橋本市岸上18番地の1

TEL 0736-33-5000

FAX 0736-33-5100

【兵庫県】

▶宗教法人セブンスデイアドベンチスト教団 **神戸アドベンチスト病院**

〒651-1321　神戸市北区有野台8-4-1

TEL 078-981-0161

FAX 078-981-7986

▶国家公務員等共済組合連合会 **六甲病院**

〒657-0022　神戸市灘区土山町5-1

TEL 078-856-2065

FAX 078-856-2066

▶社団法人全国社会保険協会連合会 **社会保険神戸中央病院**

〒651-1145　神戸市北区惣山町2-1-1

TEL 078-594-2211

FAX 078-594-2244

▶医療法人神戸健康共和会 **東神戸病院**

〒658-0051　神戸市東灘区住吉本町1-24-13

TEL 078-841-5731

FAX 078-841-5664

▶医療法人尼崎厚生会 **立花病院**

〒661-0025　尼崎市立花町4丁目3番18号

TEL 06-6438-3761

FAX 06-6438-3294

▶尼崎医療生活協同組合 **尼崎医療生協病院**

〒661-0033　尼崎市南武庫之荘12-16-1

TEL 06-6436-1701
FAX 06-6437-9153

▶医療法人協和会 **第二協立病院**
〒666-0033 川西市栄町5-28
TEL 072-758-1123
FAX 072-758-1124

▶**公立八鹿病院**
〒667-8555 養父市八鹿町八鹿1878-1
TEL 079-662-5555
FAX 079-662-3134

▶医療法人財団姫路聖マリア会 **総合病院姫路聖マリア病院**
〒670-0801 姫路市仁豊野650
TEL 079-265-5111
FAX 079-265-5001

【鳥取県】

▶**鳥取生協病院**
〒680-0833 鳥取市末広温泉町458番地
TEL 0857-24-7251
FAX 0857-26-2945

▶医療法人仁厚会 **藤井政雄記念病院**
〒682-0023 倉吉市山根43-1
TEL 0858-26-2111
FAX 0858-26-2112

【島根県】

▶**総合病院松江市立病院**
〒690-8509 松江市乃白町32番地1
TEL 0852-60-8000
FAX 0852-60-8005

【岡山県】

▶社会福祉法人恩賜財団済生会 **岡山済生会総合病院**
〒700-8511 岡山市伊福町1-17-18
TEL 086-252-2211
FAX 086-255-2224

▶**岡山中央奉還町病院**
〒700-0026 岡山市奉還町2-18-19
TEL 086-251-2222
FAX 086-251-3833

▶財団法人淳風会 **倉敷第一病院**
〒710-0826 倉敷市老松町5丁目3-10
TEL 086-424-1000
FAX 086-421-4254

【広島県】

▶**福山市民病院**
〒721-8511 福山市蔵王町5丁目23-1
TEL 084-941-5151
FAX 084-941-5159

▶**公立みつぎ総合病院**
〒722-0393 尾道市御調町市124番地
TEL 0848-76-1111
FAX 0848-76-1112

▶医療法人社団曙会 **シムラ病院**

〒730-0841　広島市中区舟入町3番13号
TEL 082-294-5151
FAX 082-294-5152

▶医療法人和同会 **広島パークヒル病院**
〒733-0851　広島市西区田方2丁目16番45号
TEL 082-274-1600
FAX 082-274-1322

▶**県立広島病院**
〒734-8530　広島市南区宇品神田1-5-54
TEL 082-254-1818
FAX 082-253-8274

▶広島市医師会運営 **安芸市民病院**
〒736-0088　広島市安芸区畑賀2丁目14-1
TEL 082-827-0121
FAX 082-827-0561

▶独立行政法人国立病院機構 **呉医療センター**
〒737-0023　呉市青山町3-1
TEL 0823-22-3111
FAX 0823-21-0478

▶医療法人社団清風会 **廿日市記念病院**
〒738-0060　廿日市市陽光台5丁目12番地
TEL 0829-20-2300
FAX 0829-20-2301

【山口県】

▶独立行政法人国立病院機構 **山口宇部医療センター**
〒755-0241　宇部市東岐波685番地
TEL 0836-58-2300
FAX 0836-58-5219

▶特定医療法人社団松涛会 **安岡病院**
〒759-6604　下関市横野町3-16-35
TEL 083-258-3711
FAX 083-258-2590

▶総合病院 **山口赤十字病院**
〒753-8519　山口市八幡馬場53-1
TEL 083-923-0111
FAX 083-925-1474

【香川県】

▶組合立 **三豊総合病院**
〒769-1695　観音寺市豊浜町姫浜708番地
TEL 0875-52-3366
FAX 0875-52-4936

【徳島県】

▶医療法人若葉会 **近藤内科病院**
〒770-8008　徳島市西新浜町1-6-25
TEL 088-663-0020
FAX 088-663-0399

【高知県】

▶医療法人仁生会 **細木病院**

〒780-8535　高知市大膳町37番地

TEL 088-822-7211
FAX 088-825-0909

▶医療法人山口会 **高知厚生病院**

〒780-8121　高知市葛島1-9-50

TEL 088-882-6205
FAX 088-883-1655

▶医療法人治久会 **もみのき病院**

〒780-0952　高知市塚の原6-1

TEL 088-840-2222
FAX 088-840-1001

▶医療法人久会 **図南病院**

〒780-0806　高知市知寄町1-5-15

TEL 088-882-3126
FAX 088-882-3128

▶医療法人防治会 **いずみの病院**

〒781-0010　高知市薊野北町2丁目10番53号

TEL 088-826-5511
FAX 088-826-5510

▶医療法人五月会 **須崎くろしお病院**

〒785-8501　須崎市緑町4番30号

TEL 0889-43-2121
FAX 0889-42-1582

【愛媛県】

▶医療法人聖愛会 **松山ベテル病院**

〒790-0833　松山市祝谷6-1229

TEL 089-925-5000
FAX 089-925-5599

▶独立行政法人国立病院機構院 **四国がんセンター**

〒791-0288　松山市南梅本町甲160

TEL 089-999-1111
FAX 089-999-1100

【福岡県】

▶**北九州市立医療センター**

〒802-0077　北九州市小倉北区馬借2丁目1-1

TEL 093-541-1831
FAX 093-533-8693

▶医療法人聖亮会 **聖ヨハネ病院**

〒803-0846　北九州市小倉北区下到津3丁目5番8号

TEL 093-562-7777
FAX 093-562-7770

▶医療法人社団 **新日鐵八幡記念病院**

〒805-8508　北九州市八幡東区春の町1丁目1番1号

TEL 093-671-9723
FAX 093-671-9605

▶財団法人厚生年金事業振興団 **九州厚生年金病院**

〒806-8501　北九州市八幡西区岸の浦1丁目8番1号

TEL 093-641-5111

FAX 093-642-1868

▶医療法人にゅうわ会 **及川病院**

〒810-0014　福岡市中央区平尾2丁目21番16号

TEL 092-522-5411
FAX 092-522-6244

▶医療法人エイ・ジイ・アイ・エイチ **秋本病院**

〒810-0023　福岡市中央区警固1丁目8番3号

TEL 092-771-6361
FAX 092-771-9984

▶医療法人喜悦会 **那珂川病院**

〒811-1345　福岡市南区向新町2丁目17-17

TEL 092-565-3531
FAX 092-566-6460

▶社会医療法人栄光会 **栄光病院**

〒811-2232　粕屋郡志免町別府西三丁目8番15号

TEL 092-935-0147
FAX 092-936-3370

▶特定医療法人社団至誠会 **木村病院**

〒812-0044　福岡市博多区千代2-13-19

TEL 092-641-1966
FAX 092-651-7210

▶社団法人福岡医療団 **たたらリハビリテーション病院**

〒813-0031　福岡市東区八田1丁目4-66

TEL 092-691-5508
FAX 092-691-5634

▶医療法人 **原土井病院**

〒813-8588　福岡市東区青葉6丁目40-8

TEL 092-691-3881
FAX 092-691-1059

▶医療法人社団江頭会 **さくら病院**

〒814-0142　福岡市城南区片江4-16-15

TEL 092-864-1212
FAX 092-865-4570

▶医療法人恵光会 **原病院**

〒815-0042　福岡市南区若久2-6-1

TEL 092-551-2431
FAX 092-561-0589

▶医療法人 **西福岡病院**

〒819-8555　福岡市西区生の松原3丁目18番8号

TEL 092-881-1331
FAX 092-881-1333

▶医療法人財団華林会 **村上華林堂病院**

〒819-8585　福岡市西区戸切2丁目14-45

TEL 092-811-3331
FAX 092-812-2161

▶**糸島医師会病院**

〒819-1112　前原市大字浦志532番地の1

TEL 092-322-3631
FAX 092-322-1206

▶久留米大学病院
〒830-0011　久留米市旭町67
TEL 0942-31-7759
FAX 0942-31-7759

▶医療法人雪の聖母会 聖マリア病院
〒830-0047　久留米市津福本町422
TEL 0942-35-3322
FAX 0942-34-3115

▶医療法人完光会 今野病院
〒836-0874　大牟田市末広町5番地2
TEL 0944-52-5580
FAX 0944-52-5515

【佐賀県】

▶佐賀県立病院好生館
〒840-8571　佐賀市水ヶ江1-12-9
TEL 0952-24-2171
FAX 0952-29-9390

▶医療法人松籟会 河畔病院
〒847-0021　唐津市松南町2-55
TEL 0955-77-2611
FAX 0955-77-2722

【長崎県】

▶医療法人弘仁会 朝永病院
〒850-0862　長崎市出島町12-23
TEL 095-822-2323
FAX 095-822-8855

▶宗教法人 聖フランシスコ病院
〒852-8125　長崎市小峰町9-20
TEL 095-846-1888
FAX 095-845-7600

▶特定・特別医療法人雄博会 千住病院
〒857-0026　佐世保市宮地町5番5号
TEL 0956-24-1010
FAX 0956-24-8590

【熊本県】

▶社会福祉法人聖嬰会 イエズスの聖心病院
〒860-0079　熊本市上熊本2-11-24
TEL 096-352-7181
FAX 096-352-7184

▶社団法人熊本市医師会 熊本地域医療センター
〒860-0811　熊本市本荘5丁目16-10
TEL 096-363-3311
FAX 096-362-0222

▶特定医療法人萬生会 西合志病院
〒861-1104　合志市御代志812-2
TEL 096-242-2745
FAX 096-242-3861

▶医療法人博光会 御幸病院

〒 861-4172　熊本市御幸笛田6丁目7-40
TEL 096-378-1166
FAX 096-378-1762

▶医療法人社団大浦会 **メディカルケアセンターファイン**
〒 862-0922　熊本市三郎1丁目12番25号
TEL 096-383-5555
FAX 096-383-5540

▶社団法人全国社会保険協会連合会 **健康保険人吉総合病院**
〒 868-8555　人吉市老神町35番地
TEL 0966-22-2191
FAX 0966-24-2116

▶医療法人社団坂梨会 **阿蘇温泉病院**
〒 869-2301　阿蘇市内牧1153-1
TEL 0967-32-0881
FAX 0967-32-4462

【大分県】

▶医療法人明和会 **大分ゆふみ病院**
〒 870-0879　大分市金谷迫313-1
TEL 097-548-7272
FAX 097-548-7273

▶医療法人社団春日会 **黒木記念病院**
〒 874-0031　別府市照波園町14番28号
TEL 0977-67-1211
FAX 0977-66-6673

▶医療法人小寺会 **佐伯中央病院**
〒 876-0851　佐伯市常盤東町6番30号
TEL 0972-22-8846
FAX 0972-22-8844

【宮崎県】

▶医療法人倫生会 **三州病院**
〒 885-0037　都城市花繰町3街区14号
TEL 0986-22-0230
FAX 0986-22-0309

▶社団法人 **宮崎市郡医師会病院**
〒 880-0834　宮崎市新別府町船戸738-1
TEL 0985-24-9119
FAX 0985-23-2210

▶医療法人久康会 **平田東九州病院**
〒 889-0503　延岡市伊形町4791番地
TEL 0982-37-0050
FAX 0982-37-9158

【鹿児島県】

▶特別医療法人博愛会 **相良病院**
〒 892-0833　鹿児島市松原町3-31
TEL 099-224-1800
FAX 099-225-8253

▶社団法人出水郡医師会立 **阿久根市民病院**
〒 899-1611　阿久根市赤瀬川

4313

TEL 0996-73-1331

FAX 0996-73-3708

▶独立行政法人国立病院機構 **南九州病院**

〒899-5293 姶良郡加治木町木田1882

TEL 0995-62-2121

FAX 0995-63-1807

【沖縄県】

▶独立行政法人国立病院機構 **沖縄病院**

〒901-2214 宜野湾市我如古3丁目20番14号

TEL 098-898-2121

FAX 098-897-9838

▶宗教法人セブンスデーアドベンチスト教団 **アドベンチスト・メディカルセンター**

〒903-0201 中頭郡西原町字幸地868番

TEL 098-946-2833

FAX 098-946-7137

▶特定医療法人葦の会 **オリブ山病院**

〒903-0804 那覇市首里石嶺町4-356

TEL 098-886-2311

FAX 098-886-6588

〔緩和ケア診療加算届出受理施設〕

【北海道】

▶**市立函館病院**

〒041-8660 函館市港町1丁目10番1号

TEL 0138-43-2000

FAX 0138-43-4434

▶**市立札幌病院**

〒060-8604 札幌市中央区北11条西13丁目

TEL 011-726-2211

FAX 011-726-7912

【秋田県】

▶**市立秋田総合病院**

〒010-0933 秋田市川元松丘町4番30号

TEL 018-823-4171

FAX 018-866-7026

【茨城県】

▶**筑波大学附属病院 緩和ケアセンター**

〒305-8576 つくば市天久保2-1-1

TEL 029-853-3189

FAX 029-853-3189

【群馬県】

▶**伊勢崎市民病院**

〒372-0817 伊勢崎市連取本町12番地1

TEL 0270-25-5022
FAX 0270-25-5023

▶利根保健生活協同組合 **利根中央病院**
〒378-0053　沼田市東原新町1855-1
TEL 0278-22-4321
FAX 0278-22-4393

【千葉県】

▶医療法人鉄蕉会 **亀田総合病院**
〒296-8602　鴨川市東町929番地
TEL 0470-99-2211
FAX 0470-99-1198

【東京都】

▶学校法人 **順天堂大学医学部附属順天堂医院**
〒113-8431　文京区本郷3丁目1番3号
TEL 03-3813-3111
FAX 03-5802-1144

▶学校法人昭和大学 **昭和大学病院緩和ケアチーム**
〒142-0064　品川区旗の台1-5-8
TEL 03-3784-8416
FAX 03-3784-8517

▶学校法人 **日本大学医学部附属板橋病院**
〒173-8610　板橋区大谷口上町30番1号
TEL 03-3972-8111
FAX 03-3972-0015

【神奈川県】

▶学校法人 **東海大学医学部付属病院**
〒259-1193　伊勢原市望星台
TEL 0463-93-1121
FAX 0463-95-6491

【長野県】

▶**長野赤十字病院**
〒380-8582　長野市若里5丁目22番1号
TEL 026-226-4131
FAX 026-228-8439

▶**長野市民病院**
〒381-8551　長野市大字富竹1333番地1
TEL 026-295-1199
FAX 026-295-1148

▶特定・特別医療法人慈泉会 **相澤病院**
〒390-8510　松本市本庄2丁目5番1号
TEL 0263-33-8600
FAX 0263-32-6763

▶国立大学法人 **信州大学医学部附属病院**
〒390-8621　松本市旭3丁目1番1号
TEL 0263-37-3382
FAX 0263-37-2854

【山梨県】

▶山梨大学医学部附属病院

〒409-3898　中巨摩郡玉穂町下河東1110

TEL 055-273-1111

FAX 055-273-7108

【静岡県】

▶静岡県立総合病院

〒420-8527　静岡市葵区北安東4丁目27番1号

TEL 054-247-6111

FAX 054-247-6140

【大阪府】

▶財団法人田附興風会医学研究所 北野病院

〒530-8480　大阪市北区扇町2丁目4番20号

TEL 06-6312-1221

FAX 06-6361-0588

▶大阪府立成人病センター

〒537-8511　大阪市東成区中道1-3-3

TEL 06-6972-1181

FAX 06-6981-3000

▶国立大学法人 大阪大学医学部附属病院

〒565-0871　吹田市山田丘2番15号

TEL 06-6879-3867

FAX 06-6879-3867

▶東大阪市立総合病院

〒578-8588　東大阪市西岩田3丁目4番5号

TEL 06-6781-5101

FAX 06-6781-2194

【兵庫県】

▶独立行政法人労働者健康福祉機構 関西労災病院

〒660-8511　尼崎市稲葉荘3-1-69

TEL 06-416-1221

FAX 06-419-1870

【佐賀県】

▶国立大学法人 佐賀大学医学部附属病院

〒849-8501　佐賀市鍋島5丁目1-1

TEL 0952-31-6511

FAX 0952-34-2056